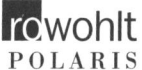

POLARIS

W0235828

Dr. med. Umes Arunagirinathan

mit Doris Mendlewitsch

DER
VERLORENE
PATIENT

Wie uns das Geschäft mit
der Gesundheit krank macht

ROWOHLT POLARIS

Alle dargestellten Erlebnisse und Ereignisse entsprechen der
Wahrheit. Aus Gründen des Persönlichkeitsschutzes sind einige
Schilderungen jedoch leicht abgewandelt und anonymisiert.

3. Auflage November 2020
Originalausgabe
Veröffentlicht im Rowohlt Taschenbuch Verlag,
Hamburg, November 2020
Copyright © 2020 by Rowohlt Verlag GmbH, Hamburg
Covergestaltung Hauptmann & Kompanie Werbeagentur, Zürich
Coverabbildung Karin Desmarowitz
Satz aus der Chronicle Text G3
Gesamtherstellung CPI books GmbH, Leck, Germany
ISBN 978-3-499-00299-1

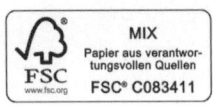

Für mein Patenkind Lenni

Inhalt

Meine Verordnungen werde ich treffen
zu Nutz und Frommen der Kranken,
nach bestem Vermögen und Urteil;
ich werde sie bewahren vor Schaden und
willkürlichem Unrecht.

1.
Warum ich mit Leib und Seele Arzt bin

Ich liebe meinen Beruf. Aus voller Überzeugung bin ich Arzt geworden. Ich kann mir keinen schöneren Beruf vorstellen als diesen. Ich liebe die Menschen, und es ist für mich ein unglaublich erhebendes Gefühl, wenn ich ihnen helfen kann. Wenn jemand durch einen operativen Eingriff seine Lebensqualität zurückgewinnt, wieder Spaß am Dasein entwickelt und sich auf die kommenden Jahre freut, wenn ich für jemanden den Ehepartner rette oder einem Kind den Vater oder die Mutter erhalten kann. Dann bin ich glücklich, weil ich weiß, warum ich die Anstrengungen des Studiums auf mich genommen und mich durch die Assistentenzeit gekämpft habe. Und weil ich weiß, dass es sich gelohnt hat.

Das Studium ist mir nicht leichtgefallen. Als 13-jähriger unbegleiteter Flüchtling war ich aus Sri Lanka nach Deutschland gekommen, nach einer neun Monate dauernden Odyssee über Singapur, Dubai, Togo, Ghana, Benin und Nigeria. Mein Onkel und seine Familie, die in einer Hochhaussiedlung in Hamburg lebten, nahmen mich auf. Ich musste Deutsch lernen, mich in meiner neuen Heimat überhaupt erst einmal zurechtfinden und Wurzeln schlagen, trotz des Heimwehs. Das kostete sehr viel Kraft. Hätten mich mein Lehrer und meine Schulkameraden nicht so liebevoll und tatkräftig unterstützt – ich weiß nicht, ob ich es geschafft hätte. Es war schwer, weil es an vielem fehlte, oft auch am Geld für Bücher. Wir waren arm, mein Onkel hatte seine Familie und dann eben auch noch mich zu versorgen.

Schon während der Schulzeit und erst recht während des Studiums habe ich daher immer nebenbei gearbeitet, manchmal dafür sogar mehr Zeit aufwenden müssen als für das Lernen. Das Geld für den Schlepper, das meine Eltern zusammengekratzt hatten, indem sie sich hoch verschuldeten, zahlte ich noch jahrelang ab. Bafög erhielt ich nicht, denn dafür hätte ich Eltern haben müssen, die seit sechs Jahren in Deutschland arbeiteten. Doch meine Eltern lebten in Sri Lanka. Also: keine Eltern, kein Bafög. Die Logik des Systems ist an sich klar, aber es fällt einem schwer, sie auszuhalten, wenn sie einen so behindert.

Nach dem Abitur begann ich das Studium der Medizin an der Uni in Lübeck. Medizin war das einzige Fach, das für mich in Frage kam. Denn damals, beim Abschied, hatte ich meiner Mutter versprechen müssen: Wenn ich es schaffe, nach Deutschland zu kommen, würde ich Arzt werden. Das war ihr Herzenswunsch – und meiner war es auch. Auslöser war im Grunde die Nierenkrankheit meiner älteren Schwester. Ich war als kleiner Junge oft dabei, wenn meine Mutter mit ihr zur Untersuchung ins Krankenhaus fuhr. Der behandelnde Arzt dort imponierte mir enorm. Er wirkte souverän in seinem Kittel und mit all seinen Instrumenten, er wusste unendlich viel – die Hoffnungen der ganzen Familie ruhten auf ihm.

Wahrscheinlich hätte meine Schwester geheilt werden können. Aber der Bürgerkrieg machte alles zunichte. Wir sind Tamilen und gerieten zwischen die Fronten der Rebellenarmee Tamil Tigers und der Regierungstruppen. Eine regelmäßige Versorgung meiner Schwester war nicht möglich. Sie starb, als sie zwölf Jahre alt war.

Ihr Tod prägte unsere Familie, einen jeden von uns auf ganz unterschiedliche Weise. Ich vermisste sie und konnte nicht begreifen, dass ihre Krankheit stärker gewesen war als sie, dass man sie nicht hatte retten können. In meiner Mutter reifte die Überzeugung, dass ich Medizin studieren sollte. Ich glaube, sie wollte auf diese Weise den Schmerz der Wunde, die der Tod ihrer ältesten Tochter geschlagen hatte, ein wenig lindern. Vielleicht erhoffte sie sich unbewusst auch, dass so etwas nie wieder geschehen könnte, wenn es einen Mediziner in der Familie gäbe. In Sri Lanka war es damals jedoch unmöglich, Medizin zu studieren, zumal ich als Jugendlicher Gefahr lief, von den Tamil Tigers als Kämpfer rekrutiert oder von Regierungssoldaten getötet zu werden. So kam meine Mutter auf die ihrer Ansicht nach einzige Lösung. Sie entschied, mich nach Deutschland zu meinem Onkel zu schicken. Allein. Für eine gemeinsame Flucht unserer großen Familie hätten meine Eltern das Geld niemals aufbringen können.

Obwohl die neun Monate unterwegs einerseits traumatisch waren, möchte ich sie andererseits nicht missen. Es gab in all der Härte und Grausamkeit und trotz der Gefahr auch viele gute Momente und herzliche Begegnungen, die mich tief beeindruckt haben und die ich niemals vergessen werde. Ich war glücklich, als ich es endlich hierher geschafft hatte, wobei mir noch nicht klar war, wie schwer es sein würde, gerade in der Anfangszeit. Ständig bangte ich darum, dass meine Aufenthaltserlaubnis nicht verlängert würde. Einmal stand ich sogar kurz vor der Abschiebung. Dennoch kam ich bis zum Abitur. Und zum Medizinstudium in Lübeck.

Das Pauken war wirklich hart. Dass ich mir das Geld fürs Studium verdienen musste, beschleunigte das Lernen nicht gerade. Jeden Freitagnachmittag fuhr ich nach Hause nach Hamburg, um bis Mitternacht in einem Restaurant Teller zu waschen, auch Samstag und Sonntag. Montags früh um 4 Uhr ging es zurück nach Lübeck zum Studieren. Nach dem dritten Semester bekam ich einen Job bei McDonald's in Lübeck, sodass ich nicht mehr dauernd hin- und herfahren musste. Außerdem war ich studentische Hilfskraft, trat als Komparse in Fernsehserien auf, machte Promotion für eine Optiker-filiale und noch eine ganze Menge anderer Dinge, um mir den Lebensunterhalt zu verdienen und ab und zu noch etwas Geld nach Sri Lanka zu schicken. Das Arbeiten nahm viel Raum in meinem Leben ein – ich musste Jobs erst finden, sie dann ausführen und darüber hinaus alles mit dem Studium verein-baren. Es wurde leichter, als ich einen Job im Krankenpflege-dienst einer Klinik bekam. Mit den Diensten konnte ich ein-facher planen, außerdem sammelte ich wertvolle Erfahrungen für meinen künftigen Beruf. Doch wenn man 90 Stunden im Monat mit anderen Dingen als dem Studium beschäftigt ist, schafft man einfach nicht so viele Scheine wie jemand, der Geld von zu Hause oder vom Staat erhält und seine ganze Kraft ins Lernen stecken kann. Ich habe mich durchgeboxt und brauchte zwei Jahre länger als der Durchschnitt. *Nur* zwei Jahre länger, muss ich sagen.

Ich glaube, etliche meiner Kollegen studierten Medizin, weil sie ein gutes Abitur haben, weil Arzt ein sehr angesehener, in der Regel lukrativer Beruf ist oder weil ihre Eltern schon

Ärzte waren. Aber die allermeisten haben wohl ein ähnliches Motiv wie ich: Sie wollen Menschen helfen, gesund zu bleiben oder geheilt zu werden. Und wenn das nicht möglich ist, dann wenigstens dazu beitragen, dass ein Leben ohne Qual zu einem würdigen Ende gelangt. Das ist unser Ziel, dafür werden wir ausgebildet, dafür wollen wir arbeiten. Dass ich fachlich dazu in der Lage bin, das habe ich mir erkämpft. Und dass ich bei aller Kompetenz nie den Menschen aus den Augen verliere, ist Teil meines Wesens und meiner Biographie. Den Menschen im Auge zu behalten und für ihn zu arbeiten, zu seinem Nutzen, wie immer er im Einzelfall auch aussehen mag – das war und ist mir das Wichtigste. Denn genau das betrachte ich als die eigentliche medizinische Kunst. Natürlich muss ich dafür, gerade auch als Herzchirurg, das Handwerk im wörtlichen Sinne beherrschen und über das Fachwissen verfügen. Doch das sind nur die Fertigkeiten, die ich für meine Arbeit benötige, das ist nicht die Sache selbst. Es geht um den Menschen.

Hoher Anspruch – schwierige Realität
In diesem Sinne habe ich hohe Ansprüche an mich und an das System, in dem ich arbeite. Doch die Praxis ist enttäuschend. Oftmals kommen wir Krankenhausärzte uns vor wie Arbeiter in einer Fabrik. In langen Schichten und an schier endlos laufenden Fließbändern kümmern wir uns um – ja, worum eigentlich? Um Organe und Körperglieder, um Fallpauschalen, die Belegung von Betten und OP-Tischen, das Ausfüllen von Formularen, die diagnostische Abklärung, die Dokumentation von Dingen, die wir gemacht oder aus bestimmten Gründen abgelehnt haben etc. Und dazwischen quetschen wir den Kontakt zum Patienten, zu Angehörigen, zu den sogenannten Zu-

weisern, also den Ärzten, die ihre Patienten zu uns schicken, zum Chef, zu den Kollegen, den Schwestern, den Pflegern usw. Mir fehlt – mit den Jahren immer stärker – das, was eigentlich das Wesen der Medizin und der Heilung ausmacht: die Fürsorge für den Menschen. Für genau den Menschen, der vor mir sitzt oder liegt. Es ist der Mensch, den ich als Herzchirurg über seine Chancen und die Risiken eines großen Eingriffs aufklären soll, der verstehen will, was mit ihm geschieht, der existenzielle Fragen hat, die kaum zu beantworten sind, dem ich seine Angst nehmen möchte. Auch die Angehörigen will ich einbeziehen. Sie tragen wesentlich zum Erfolg einer Behandlung bei.

Um eine solche Fürsorge aufzubringen, muss ich diesen Menschen kennen, ihn einschätzen können. Denn die Labor- oder anderen Werte sagen niemals die ganze Wahrheit. Ob ein Patient eine große Behandlung überstehen kann, ob es ihm danach besser geht – das hängt noch von ganz anderen Faktoren ab als von den gemessenen Werten. Es kommt entscheidend auf ihn und seine Compliance an, wie wir Mediziner sagen. Hat er einen starken Willen, schätzt er die Situation richtig ein, besitzt er genügend Durchhaltevermögen, kann er Verantwortung für sich und seine Situation nach der OP übernehmen? Das sind die Fragen, die ich klären muss, sodass wir dann gemeinsam zu einer Entscheidung gelangen können.

Das braucht Zeit, wie man sich unschwer schon nach dieser kleinen Skizze vorstellen kann. Diese Zeit haben wir meist nicht, weil wir in einem enormen Tempo arbeiten müssen. Und es braucht vor allem Freiheit. Die Freiheit, rein nach gesundheitlichen, individuellen medizinischen Erwägungen zu entscheiden. Es braucht Freiheit, um wirtschaftliche Aspekte ausblenden zu können. Also nicht zu einer OP raten zu müssen, nur weil gerade Betten frei sind, die möglichst schnell wieder belegt werden sollen. Nicht eine Diagnose zu stellen und eine Therapie vorzuschlagen, nur weil sie höher vergütet wird als andere. Nicht an die Rendite zu denken, die der Gesundheitskonzern, in dessen Haus das Ganze stattfindet, seinen Aktionären versprochen hat. Zur Freiheit gehört übrigens auch, dass ich in meiner Facharztausbildung nicht von einem Chef abhängig bin, dessen Bonuszahlungen mit dem Umsatz der Klinik verknüpft sind.

Arzt ist ein freier Beruf, nicht nur im formaljuristischen, sondern auch im wörtlichen Sinn. In genau dieser Freiheit ist unsere große Verantwortung für das leibliche und seelische Wohl des Patienten begründet. Verantwortung ist der zentrale Begriff im Gesundheitswesen. Alle Beteiligten müssen Verantwortung übernehmen: die Ärzte für die Patienten, die Patienten für sich selbst und der Staat mit seiner Organisation für die Versorgung der Bürger. Die immer weiter fortschreitende Ökonomisierung des Gesundheitssystems steht dazu aber in scharfem Gegensatz. Sie macht Gesundheit und Heilung zu einem Produkt, uns Ärzte zu Dienstleistern und die Patienten zu Konsumenten. Wir Ärzte und Ärztinnen müssen immer häufiger nach Kriterien entscheiden, die nicht in unserem beruflichen Ethos begründet liegen, sondern gewinnorientiert sind oder zumindest wirtschaftlichen Regeln folgen.

Sparsam mit Ressourcen umgehen
Ich möchte nicht falsch verstanden werden. Es ist überhaupt nichts dagegen einzuwenden, dass ökonomisch gewirtschaftet wird. Ich bin außerdem sehr damit einverstanden, dass kontrolliert wird, wie wir das Geld ausgeben, das die Versicherten

und teilweise auch die Steuerzahler aufbringen. Es ist die Basis, damit jeder in Deutschland in den Genuss einer medizinischen Behandlung kommen kann. Ich bin außerdem absolut dafür, dass wir mit unseren Ressourcen verantwortungsvoll und sparsam umgehen. Ich stamme aus armen Verhältnissen und weiß den Wert eines Lebens und einer Gesellschaft zu schätzen, die nicht von Mangel geprägt sind. Doch möchte ich nicht dazu verpflichtet werden, als Arzt renditesteigernde Entscheidungen zu treffen.

Ich will niemandem Angst einjagen, sodass er sich womöglich nicht mehr traut, zum Arzt oder in die Klinik zu gehen. Das wäre die falsche Schlussfolgerung. Wir haben sehr viele Krankenhäuser, Ärzte und Ärztinnen sowie Pflegekräfte in unserem Land, die hervorragende Arbeit leisten. Ich möchte jedoch aufklären über die Schwachstellen des Systems und die negative Entwicklung, die seit Jahren zu beobachten ist. Wir müssen umsteuern und den Patienten und seine Bedürfnisse wieder in den Mittelpunkt unseres Handelns stellen.

Mein Ansatz ist konstruktiv. Ich will die Stärken und die Kompetenzen unseres Gesundheitswesens besser zur Geltung zu bringen. Dafür muss ich aber den Finger in die Wunde legen und den Akteuren, also Politikern, Medizinern und Patienten sagen, wo es meiner Ansicht nach in der Praxis hakt. Nur dann können wir erreichen, dass die Entwicklung wieder in die richtige Richtung geht – und uns der Patient nicht verlorengeht.

2.
Die Corona-Prüfung

Im Frühjahr 2020 war die Arbeit an diesem Buch schon weit vorgeschritten. Meine Thesen hatte ich entwickelt: Die Industrialisierung des Gesundheitswesens ist schädlich für das System und für (fast) alle, die darin arbeiten oder behandelt werden. Es ist zwar extrem gewinnorientiert ausgerichtet, gleichzeitig beobachten wir jedoch eine enorme Verschwendung an menschlichen und materiellen Ressourcen. Überversorgung und Mangel sind, so paradox es sich im ersten Moment liest, tatsächlich die beiden Seiten *einer* Medaille. Der Werteverlust im Gesundheitswesen untergräbt die Fundamente, auf denen das Heilen basiert. Es bringt uns Mediziner an den Rand des Zusammenbruchs – und das System auch.

Thesen unter Druck?

Mitten im Schreiben des Manuskripts für dieses Buch kam Corona. Abgesehen davon, dass etliche Tests und eine Verschärfung der Hygienemaßnahmen mir die Arbeit als Arzt im Krankenhaus teilweise sehr erschwerten, fragte ich mich natürlich: Was ist nun mit meinen Thesen? Halten sie der Wirklichkeit stand? Ist meine kritische Haltung noch aufrechtzuerhalten angesichts der unbestreitbaren Leistungen des deutschen Gesundheitswesens in dieser Krise? In sehr kurzer Zeit wurde die Zahl der Intensivbetten enorm gesteigert. Vor der Krise gab es bundesweit 28 000 Intensivbetten, davon 20 000 mit Beatmungsmöglichkeit. Mitte April 2020, also ungefähr zwölf Wochen nachdem ein mit Corona infizierter Mann in Bayern identifiziert wurde, standen 40 000 Betten mit 30 000 Beatmungsplätzen zur Verfügung.[1] Sogar Hotels und Messehallen wurden umfunktioniert, um bei Bedarf dort Kranke behandeln zu können. Die Mitarbeiterinnen und Mitarbeiter in Gesundheitsämtern und Pflegeheimen wuchsen über sich hinaus. In Windeseile entstand ein Netz an Informationskanälen, Personal wurde geschult, Forschungsteams widmeten sich auf internationaler Ebene der Entwicklung von Medikamenten und einem Impfstoff, jeden Tag versorgten uns das Robert-Koch-Institut und andere Institutionen mit den aktuellen Zahlen und Trends sowie Strategievorschlägen.

Wer diese Kapazitäten und diese Leistungen mit den Bildern aus anderen Ländern vergleicht, kann doch nichts anderes denken als: Unglaublich, wie das hier in Deutschland funktioniert, wie schnell wir auf eine unerwartete Pandemie reagieren und wie effizient wir sie bewältigen können. Wie viel weniger Infizierte und vor allem wie viel weniger Todesfälle wir bisher beklagen müssen als andere Länder: Bei uns in Deutschland «nur» 9200, in Italien über 35 400, in Spanien 28 600, in den USA 171 800 (Stand Mitte August 2020).[2] Ist das nicht ein eindrücklicher Beweis für die Überlegenheit und Belastbarkeit unseres Gesundheitssystems?

Auch in Normalzeiten stehen wir sehr gut da. Man muss ja

gar nicht auf afrikanische Staaten schauen, schon beim Vergleich mit europäischen Ländern können wir eine herausragende Versorgungsdichte feststellen. Deutschland verfügte 2017 über 33,9 Krankenhausbetten pro 100 000 Einwohner, Spanien 2017 über 9,7 und Italien 2020 über 8,6.[3] Unglaublich schnell konnten wir diese Kapazitäten noch aufstocken und einen Teil des benötigten Materials organisieren, etwa Gesichtsmasken, Desinfektionsmittel, Testkits, Schutzanzüge. Ich fragte mich angesichts dieser Erfolge ernsthaft, ob meine kritische Haltung unter diesen Umständen noch relevant war. Ob ich mich vielleicht zu sehr auf die Mängel konzentriert hatte, die in normalen Zeiten sehr störend wirken, aber im Ernstfall vollkommen zu vernachlässigen sind.

Ich habe mir daher einiges noch mal genauer angeschaut. Die Ausgaben im Gesundheitswesen betrugen im Jahr 2018 (neuere Zahlen gibt es noch nicht) 390,6 Milliarden Euro. Der Anteil am Bruttosozialprodukt erreichte 11,7 Prozent. Jeden Tag geben wir in Deutschland somit sage und schreibe über eine Milliarde Euro für die Erhaltung oder Wiederherstellung der Gesundheit aus.[4] Die privaten Belastungen, also der Erwerb von rezeptfreien Medikamenten oder die Finanzierung von persönlichen Fitnessmaßnahmen, sind darin noch gar nicht enthalten. Jeden Tag über eine Milliarde Euro – und trotzdem haben wir schon ohne Corona Ärzte und Ärztinnen, die am Limit arbeiten, Schwestern und Pfleger, die unterbezahlt sind, und oftmals zu wenig oder schlechtes Material. Krankenhäuser arbeiten defizitär, und Studien wie die der Bertelsmann Stiftung von 2019 kommen zu dem Schluss, dass die Hälfte der Häuser absolut ausreichen würde, man die andere Hälfte also schließen könne.[5] Die gigantischen Aufwendungen einerseits und der andererseits immer weiter steigende Druck, noch ökonomischer zu arbeiten, reichen nach Ansicht der Studienexperten offenbar nicht aus, um eine auf Dauer bezahlbare Versorgung zu erreichen.

Teure Improvisation

Corona hat jedoch gezeigt, dass wir in kurzer Zeit sehr viel auf den Weg bringen und improvisieren konnten. Das ist schön und unterstreicht, wie leistungsfähig wir prinzipiell sind. Jedoch bleibt eins festzuhalten: Wir waren nicht vorbereitet. Zu hohen Kosten und unter äußerst schwierigen Umständen mussten wir Lücken stopfen: Intensivbetten, Beatmungsgeräte, Kleidung, Handschuhe und Atemmasken für das medizinische Personal in Krankenhäusern und Arztpraxen, für das Personal in Alten- und Pflegeheimen organisieren, außerdem vor allem am Anfang den Mangel an verlässlichen Daten bei den zentralen Meldestellen kompensieren usw.

Nun kann man sagen: Wie will man sich denn auf so eine Pandemie vorbereiten, das geht doch gar nicht. Doch, das geht schon. Aber, und das ist der große Einwand, möglicherweise lohnt es sich nicht. Weil sie ja vielleicht gar nicht eintritt. Dann hätte man also ganz umsonst Hunderttausende von Masken, Schutzanzügen und Handschuhen sowie teure Beatmungsgeräte angeschafft und in irgendeinem Lager liegen, das jeden Tag Gebühren kostet. Und am Ende muss vielleicht sogar alles vernichtet werden, weil es überaltert und unbrauchbar geworden ist.

Ähnliches haben wir ja schon mal erlebt, als die Bundesländer 2009 in großen Mengen Impfstoff einkauften, weil unter anderem das Robert-Koch-Institut vor der sogenannten Schweinegrippe warnte. Jedoch zogen die Menschen nicht mit, nur wenige ließen sich impfen. Der Impfstoff lag wie Blei in den Regalen, und die Welle ging vorüber, ohne allzu großen Schaden anzurichten. 280 Millionen Euro hatten die Länder für den Impfstoff gezahlt. Zwei Jahre später mussten sie noch etliche weitere Millionen aufbringen, um den nicht verbrauchten Impfstoff sicher zu entsorgen.[6] Das Verfallsdatum war überschritten.

Vorratshaltung ist also risikoreich und teuer. Die großen Industrien haben das schon lange erkannt. Man produziert *just in time*. Laien benutzen im Alltag diesen Ausdruck gern, wenn sie damit ausdrücken wollen, dass etwas «pünktlich» geschieht. Das trifft es aber nicht ganz. Wenn Teile *just in time* in ein Werk geliefert werden, heißt das, dass sie zu einem genau vorherberechneten Zeitpunkt direkt in den Produktionsprozess eingefügt werden. Sie werden nicht Tage, Wochen oder Monate in einem Lager aufbewahrt, bis sie gebraucht werden, sondern sofort verarbeitet. Das spart Kosten, denn das Kapital liegt nicht kostentreibend vor den Werkstoren oder auf dem Gelände herum – es arbeitet, indem es punktgenau verwendet wird. Sich auf eine mögliche Pandemie unter anderem damit vorzubereiten, dass man eventuell benötigte Ausstattung auf Vorrat anschafft, ist in diesem Sinn absolut unökonomisch.

Der Markt bestimmt die Preise

Vielleicht wäre es in diesem Zusammenhang unökonomisch gewesen – aber selbst wenn man auf dieser Ebene argumentieren will, kann man vermuten, dass es wahrscheinlich viel Geld gespart hätte. Denn auch das weiß jeder Kaufmann: Wenn der Bedarf groß ist, die Anbieter aber knapp sind, dann steigen die Preise. So war es auch im Frühjahr 2020, als die geringen

Bestände an Schutzausrüstungen sehr rasch schmolzen und die Atemschutzmasken der höchsten Klasse im Wert rasant stiegen. Abgesehen davon sind das ja lediglich die messbaren Kosten für eine einzige Sache in diesem Zusammenhang. Die wirtschaftlichen Folgeschäden von Ausgangsbeschränkungen und produktivem Stillstand stehen auf einem ganz anderen Blatt. Dazu kommen noch «Kosten», die sich nur schätzen lassen. Damit meine ich zum Beispiel die physische Überbelastung des Personals in Krankenhäusern und Arztpraxen sowie den psychischen Druck durch die ständige Gefährdung, der sie ausgesetzt waren, auch aufgrund der schlechten Ausstattung.

Risikoanalyse mit prophetischem Potenzial

Hätte man es wissen müssen? Vielleicht nicht, wann genau so eine Pandemie auftritt und mit welcher Wucht. Aber man hätte wissen können, wie so etwas im Fall der Fälle ablaufen würde und welche Vorbereitungsmaßnahmen sinnvoll gewesen wären, um die Folgen zumindest abzumildern. Ende 2012 nämlich hatte das Bundesamt für Bevölkerungsschutz und Katastrophenhilfe (BBK) eine Risikoanalyse für zwei angenommene Katastrophenfälle erstellt: für ein extremes Schmelzhochwasser und eine Pandemie durch ein Virus aus der Familie der Coronaviren, das das Schwere respiratorische Syndrom auslöst (SARS).[7] Das Robert-Koch-Institut sowie weitere Bundesbehörden beteiligten sich an der Durcharbeitung eines rein hypothetischen «außergewöhnlichen Seuchengeschehens»[8]. Als Verursacher nahmen sie einen Erreger an, der ähnliche Eigenschaften wie das SARS-Virus aufwies;

schon 2003 hatte man gesehen, dass SARS verschiedene Gesundheitssysteme unter Druck brachte, deshalb die Anlehnung daran.

Das BBK spielte 2012 ein Maximalszenario durch, das in vielem verblüffend nah an die Wirklichkeit im Jahr 2020 heranreichte. Natürlich ist diese Bundesbehörde kein Prophet, deshalb waren einige Aspekte auch völlig anders gelagert. Dennoch ist bestechend, wie ähnlich die Infektionswege und die Übertragung beschrieben wurden, dass man mehrere Wellen von vielen Infizierten annahm und davon ausging, über einen Impfstoff erst drei Jahre nach Ausbruch zu verfügen. In dem Szenario ist der Gesundheitssektor mit den vielen Erkrankten hoffnungslos überfordert, sodass «umfassende Sichtung (Triage) und Entscheidungen, wer noch in eine Klinik aufgenommen werden kann»[9], erforderlich sind. In einer Fußnote steht: «Bisher gibt es keine Richtlinie, wie mit einem Massenanfall von Infizierten bei einer Pandemie umgegangen werden kann. Diese Problematik erfordert komplexe medizinische, aber auch ethische Überlegungen und sollte möglichst nicht erst in einer besonderen Krisensituation betrachtet werden.»[10] Bei den sektorenspezifischen Betrachtungen heißt es zur medizinischen Versorgung, dass die personellen und materiellen Kapazitäten nicht ausreichen, um die gewohnte Versorgung aufrechtzuerhalten. «Arzneimittel, Medizinprodukte, persönliche Schutzausrüstungen und Desinfektionsmittel werden verstärkt nachgefragt. Da ... die Industrie die Nachfrage jedoch nicht mehr vollständig bedienen kann, entstehen Engpässe.»[11]

Der nationale Pandemieplan wurde zwar 2017 überarbeitet, aber inwiefern er durchgreifende praktische Konsequenzen hatte, kann ich nicht erkennen. Tatsache ist, dass wir im Frühjahr 2020 kaum Vorräte in größerem Umfang hatten, auch bei sehr wichtigen Produkten abhängig von Lieferanten in teils weit entfernten Ländern waren und besonders exponierte Gruppen wie Kranken- und Altenpfleger, niedergelassene Ärzte und andere sehr schnell ohne ausreichende Schutzausrüstung dastanden. Auch ethische Überlegungen für den Extremfall wurden erst in der Krise formuliert.

Nun kann man sagen, dass man hinterher immer schlauer ist. Stimmt. Doch dieses Mal waren wir schon vorher schlauer. Es hat nur nichts genutzt. Das Robert-Koch-Institut selbst kann natürlich nichts entscheiden oder gar anordnen. Politiker und Volksvertreter, Verantwortliche in den Gesundheitskonzernen, kommunale Träger, Verbände usw. entscheiden, wie und in welchem Umfang man sich auf eine mögliche Katastrophe vorbereiten will. Aber es scheint nichts oder fast nichts geschehen zu sein. Welche Gründe im Einzelnen ausschlaggebend waren, kann ich nicht beurteilen. Insgesamt scheint mir für diesen Mangel an Vorausschau jedoch ein Grund essenziell zu sein: Das Gesundheitswesen wird im Gesamten und im Einzelnen wie ein Wirtschaftsbetrieb gesehen. Unsere Ressourcen gelten dann als gut eingesetzt, wenn wir rein zahlenmäßig mit wenig viel erreichen.

Falsche Zielsetzung

Scheinbar funktioniert das Prinzip wenigstens in normalen Zeiten gut. Aber das täuscht. Denn das Kardinalproblem besteht darin, dass sich die Anstrengungen zum großen Teil darauf richten, mittels dieser Effizienzidee nicht gesundheitlichen, sondern finanziellen Gewinn zu machen. Es geht nicht in erster Linie darum, die Betroffenen in der für sie besten

Weise zu versorgen und zu therapieren. Die Zielsetzung ist also grundfalsch. Oder anders betrachtet: Die Methode passt nicht zum Gegenstand. Denn ärztliches Handeln und die Erhaltung oder Wiederherstellung von Gesundheit funktionieren nicht nach wirtschaftlichen Methoden und können demnach nicht mit solchen erfasst werden. Auch wenn Gesundheit Kosten verursacht, so ist sie dennoch kein wirtschaftliches Gut oder industrielles Produkt, das genormt und entsprechend kalkuliert werden kann.

Die angeblich so vorteilhafte Ökonomisierung führte daher meiner Ansicht nach 2020 auch dazu, dass wir weniger gut auf die Pandemie vorbereitet waren, als uns mit unserem großen, rationalisierten System angestanden hätte. Man erinnere sich an die Milliarde Euro, die wir Tag für Tag im Gesundheitswesen ausgeben. Ich will keinem Einzelnen einen Vorwurf machen, nicht Herrn Spahn, nicht den Ministerpräsidenten oder den Geschäftsführern von Klinikkonzernen und Krankenkassen oder sonst wem. Ich würde vielmehr sagen, sie sind Teil eines Systems, das ein vorausschauendes, interessenübergreifendes Planen und Handeln nicht per se belohnt. Erfolg verspricht das schnelle, kurzfristige und auf Einsparungen oder Gewinn angelegte Agieren. Fürsorge, ebenso wie Prävention, ist aber etwas vollkommen anderes. Da gibt es keine schnellen Erfolge, sondern nur das langfristige, werteorientierte Vorgehen. In diesem Sinn hat die Corona-Pandemie letztlich meine Thesen sogar untermauert – bedauerlicherweise. Ich hoffe aber auch gerade deshalb, dass diese Erfahrung, bei allen Problemen und bei allem Leid, die die Krise ausgelöst hat, wie ein Weckruf wirkt.

Wir sind leistungsfähig und verfügen über enorme Ressourcen an fachlicher und menschlicher Kompetenz. Wir müssen sie aber für die richtigen Ziele einsetzen. Diese Ziele will ich mit diesem Buch wieder deutlicher ins Bewusstsein rücken – nach den Erfahrungen aus der Corona-Krise umso mehr.

3.
Die Industrialisierung
der Medizin

Früher war alles besser? So würde ich es nicht sagen. Aber *manches* war besser, davon bin ich überzeugt. Ich bin kein Gesundheitswissenschaftler, der vergleichende historische oder mathematische Untersuchungen anstellt. Ich bin Arzt im Krankenhaus und habe tagtäglich mit einem System zu tun, das so weit wie möglich standardisiert ist bzw. immer weiter standardisiert werden soll. Natürlich weiß ich nicht, wie es in jedem einzelnen der rund 1940 Krankenhäuser[12] in Deutschland zugeht. Aber ich habe in den 18 Jahren meiner Tätigkeit, zunächst als studentische Aushilfe in der Pflege und später als Arzt, den Betrieb in verschiedenen Häusern und Bundesländern erlebt. Ich habe in kommunalen Einrichtungen gearbeitet, in Konzernkrankenhäusern und in drei Unikliniken, also einen ganz guten Einblick in die unterschiedlichen Strukturen, die auf dem Markt vorhanden sind. Außerdem stehe ich natürlich in Kontakt mit Kollegen im In- und Ausland und erfahre zudem eine Menge über die Mitgliedschaft in Fachgesellschaften und Ärzteverbänden. Von daher kann ich auf jeden Fall ein differenziertes und gut begründetes Urteil abgeben.

Ein Sündenfall: DRGs oder Fallpauschalen

Was mich tagein, tagaus und in fast jeder Minute meines Dienstes beschäftigt, ist ein Monster namens DRG. Es ist die Abkürzung für *Diagnosis Related Groups*, im deutschen Sprachgebrauch Diagnosebezogene Fallgruppen oder einfach Fallpauschalen genannt. Dabei handelt es sich um ein Abrechnungssystem für Krankenhausleistungen, das von 2003 an schrittweise eingeführt wurde, weil man eine Kostenexplosion im Gesundheitswesen befürchtete. Rund 1940 Krankenhäuser rechnen seitdem Fallpauschalen gegenüber den rund 160 Krankenkassen ab. Die Abrechnung nach diesem System sollte von nun an Missbrauch begrenzen, unter anderem indem nicht mehr jede Leistung einzeln und individuell abgerechnet wird, sondern eben die pauschalen Kosten, die für einen bestimmten Fall bzw. eine Behandlung festgelegt sind. Die Hauptkriterien, die die Höhe der Pauschale bestimmen, sind Krankheitsart, Schweregrad der Erkrankung und Behandlung wie etwa eine Operation. Über die Fallpauschalen werden somit genau definierte Krankheiten und ihre Behandlung, inklusive der Aufenthaltsdauer im Krankenhaus, vergütet. Vorher wurden Leistungen sowie individuelle Pflegesätze abgerechnet, die je Tag des Krankenhausaufenthalts zu zahlen waren.

Mit der Fallkostenpauschale wird der Patient einer Fallgruppe zugeordnet, die Patientenfälle mit ähnlichen Kosten bezeichnet. So ähnlich, wie auch Autoversicherungen Gruppen nach Typ und nach Region bilden und das Risiko nicht nach individuellen Kriterien für jeden Wagen samt Halter bestimmen. Das Krankenhaus bekommt somit für einen Patienten oder eine Patientin mit der Diagnose x eine Kostenerstattung von y Euro, egal ob er oder sie nach drei oder nach fünf Tagen entlassen wird.

Im Jahr 2020 gibt es insgesamt 1292 DRGs für stationäre Krankenhausleistungen. Sie sind aufgesplittet in zahlreiche Untergruppen, mit Punktwerten versehen, ergänzt von zu berücksichtigenden Faktoren und außerdem mit Positionen ausgestattet wie untere oder obere Grenzverweildauer usw. usf. Das alles wird in einem komplexen Code ausgedrückt und mit einem aufwendigen Computerprogramm ermittelt und berechnet. Der Katalog für 2020 umfasst 182 eng beschriebene Seiten mit Tabellen und Listen. Manche Seiten aus dem Anhang sehen aus wie die Bestandteile eines Programmiercodes – 801A, F09B, L60D usw. bis Z65Z.

Standard ist maßgeblich

Im Gesetz zur Einführung der DRGs heißt es, dass die Vergütung ein «durchgängiges, leistungsorientiertes und pauschalierendes Vergütungssystem»[13] sein soll. Die Einordnung eines Patienten ist also auf Durchschnitt und Standard ausgelegt, und danach bemisst sich die Summe, die das Krankenhaus bei der Kasse abrechnen kann. Ist der Patient vielleicht schon früher entlassungsfähig als in seiner DRG festgelegt, erzielt das Krankenhaus sogar Gewinn. Verhält sich ein «Fall» jedoch nicht standardgemäß, macht das Krankenhaus höchstwahrscheinlich Verlust. Es kann beispielsweise sein, dass die Operationswunde für die Heilung länger braucht als die vorgesehenen drei Tage. Oder der Patient hat nicht nur die Krankheit, derentwegen er aufgenommen wurde, sondern noch zwei oder drei andere, die seine Genesung verkomplizieren und verzögern.

Meist kann das Krankenhaus zwar Zusatzleistungen abrechnen, wenn sie notwendig erscheinen und nachgewiesen sind. Auch wenn erschwerende Umstände hinzukommen, etwa eine besondere Komplexität des Krankheitsbildes, können diese abgerechnet werden. Eine Folge davon ist, dass wir Ärzte ständig damit beschäftigt sind, alles, was wir verordnen, vorschlagen und tun, zu dokumentieren, also in das Programm zur Erfassung der DRGs einzugeben. Besser gesagt: Wir suchen nach Codes, mit denen wir alles, was wir unternehmen, dokumentieren können. Das ist wahnsinnig wichtig, denn was nicht dokumentiert ist, hat nicht stattgefunden und kann auch nicht abgerechnet werden.

Nun kann man ja sagen, dass so eine Typisierung und Pauschalierung ihre Vorteile hat, weil alles sehr transparent wird und außerdem vieles, was man früher als Einzelposten aufführen und abrechnen musste, in einem festen Vergütungssatz schon enthalten ist. Ich brauche nicht mehr zu notieren, welche Art von Herzklappe ich eingesetzt, welche Naht ich gelegt und welchen Faden ich benutzt habe. In dieser Hinsicht sind die DRGs tatsächlich vorteilhaft. Das kann ich bestätigen. Nur: Wer ist Nutznießer dieser Vorteile? Ich als Arzt? Kann ich freier entscheiden, habe ich mehr Zeit durch die Pauschalierung gewonnen, um sie mit meinen Patienten zu verbringen? Nein, definitiv nicht. Hat der Patient einen Vorteil, weil er sicher sein kann, dass er aufgrund des «leistungsorientierten» (siehe oben) Vergütungssystems die beste Leistung zum besten Preis bekommt? Nein, definitiv nicht. Haben die Krankenkassen einen Vorteil, weil insgesamt ökonomischer behandelt und verwaltet wird? Nein, definitiv nicht. Wem also bringt dieses System etwas? Ich möchte es ganz ungeschminkt sagen: Meiner Ansicht profitieren davon nur einige wenige

Krankenhäuser sowie eine Menge von ärztlichen Führungskräften und Managern.

Den Normalfall aufbessern

Ich will an einigen Beispielen illustrieren, warum die DRGs im Hinblick auf effizienten Einsatz der Ressourcen oder gar sparsames Wirtschaften nichts nutzen. Nehmen wir an, ein Mensch ist mit einem Herzinfarkt in die Klinik eingeliefert worden, aber insgesamt in leidlich gesundem Zustand. Wir müssen chirurgisch tätig werden und führen eine Bypass-Operation durch. Die Fallpauschale dafür beträgt rund 12 000 Euro. Es gibt dazu noch einige Untergruppen, die angewendet werden können, es kann also ein bisschen mehr werden.

Wäre der Patient hingegen ein komplizierter Fall, weil er Vorerkrankungen hat, sähe die Sache von vornherein besser aus. Denn dann kann das Haus mehr abrechnen. Also empfiehlt es sich, aus rein geschäftlichen Gründen nach möglichen Begleiterkrankungen zu suchen. Ist zum Beispiel der Kreatininwert ein klein wenig über Normalniveau, dann liegt die Diagnose «Nierenschwäche» nahe. Die macht den Fall schwieriger, also können 14 000 Euro abgerechnet werden. Daher schreiben wir zur Kennziffer für die Bypass-OP noch als Extra den Code für Nierenschwäche in unsere Dokumentation, die die Grundlage für die Abrechnung ist. Dass dieser Mensch tatsächlich eine solche Vorerkrankung hat, die uns die Behandlung erschwert, ist nicht unbedingt gesagt. Aber der leicht erhöhte Wert gibt diese Interpretation eben her.

Es könnte jedoch auch sein, dass wir Behandler diesen leicht erhöhten Wert als irrelevant beurteilen und nichts weiter aufschreiben. Dennoch trifft nach sechs Monaten oder später eine Nachfrage der Krankenkasse ein, warum eine Nierenschwäche abgerechnet wurde. Der Patient habe zu keiner Zeit eine solche gehabt. Dann muss das Krankenhaus einen Arzt damit beschäftigen, eine Antwort auf die Frage zu finden, egal ob er damals etwas mit dem Fall zu tun hatte oder nicht. Der Arzt schaut sich also die Berichte an und stellt fest: Der damals behandelnde Kollege gab keinen Hinweis auf eine solche Erkrankung. Woher also stammt dieser Extraposten? Aller Wahrscheinlichkeit nach aus dem Abrechnungsbüro, das für die Erstellung der Rechnungen an die Krankenkassen zuständig ist. In jedem Krankenhaus gibt es eine Reihe von Mitarbeitern, die nur dafür eingestellt sind, die Rechnungen anzufertigen – und zwar gern unter Ausnutzung sämtlicher Spielräume. Sie sind angehalten zu prüfen, ob sie möglicherweise noch diesen oder jenen abrechenbaren Posten in der Dokumentation aufstöbern können. Wenn sie also einen leicht erhöhten Kreatininwert entdecken, legen sie diesen einem Facharzt vor, der für das sogenannte Case Management zuständig ist. Er schaut sich die Werte an und kommt zu dem Schluss, dass der betroffene Patient sehr wohl eine Nierenschwäche gehabt haben könnte – natürlich, ohne ihn je gesehen oder ihn danach gefragt zu haben. Der Patient ist ja schon längst nicht mehr im Krankenhaus.

Manchmal fällt der Krankenkasse eine solche Extra-Krankheit auf, die offenbar erst im Krankenhaus zustande kam, meist aber nicht. Fragt die Kasse später im Krankenhaus nach, woher beispielsweise die Nierenschwäche kam, und findet man dort keinen guten Grund, mit dem man nachträglich belegen könnte, dass alles dafür sprach, diese Extra-Krankheit zu vermuten, dann ... Ja, dann wahrscheinlich nichts. Jedenfalls meistens nichts. Die Rechnung wird korrigiert, zu viel erhaltenes Geld zurückerstattet, und das war's. Wenn sich solche «Versehen» in auffälliger Weise häufen sollten, könnte es möglicherweise irgendwann unangenehm werden, aber das war bisher sehr selten.

«Im Wettbewerb untereinander nutzen Krankenhäuser bestehende Anreize für erlösorientiertes Abrechnen konsequent aus», formuliert der Bundesrechnungshof ziemlich vornehm.[14] Gemeint ist, dass jede Klinik so viel abrechnet, wie es irgendwie geht, weil das System es eben hergibt und weil sie Gewinn machen will bzw. muss. Ob das der Realität der Erkrankung entspricht oder nicht, spielt quasi keine Rolle. Die Zahlen des Bundesrechnungshofs sind erschreckend. Jede zweite geprüfte Krankenhausrechnung für das Abrechnungsjahr 2017 war falsch. Der Bundesrechnungshof ist auch für das Geschäftsverhältnis zwischen Kassen der gesetzlichen Krankenversicherung und Krankenhäusern zuständig, weil darin ja nicht «nur» die Beiträge der Versicherten ausgegeben werden, sondern auch eine Menge Steuergeld, nämlich ein dicker Bundeszuschuss. Für 2017 betrug er 14,5 Milliarden Euro.[15]

In seinem Bericht kritisierte der Bundesrechnungshof beide Seiten: Die Krankenhäuser stellten oft überhöhte und falsche Abrechnungen aus, und die Krankenkassen kontrollierten nicht genug bzw. holten sich weniger Geld zurück, als es ihnen möglich gewesen wäre. Abgesehen davon sind die Kassen dazu verpflichtet, gutachterliche Stellungnahmen beim Medizinischen Dienst der Krankenversicherung (MDK) einzuholen, wenn erforderlich. Die Krankenkassen, die der Bundesrechnungshof später prüfte, hatten allein schon für das Jahr 2016 Rückzahlungen von über eine Milliarde Euro erhalten![16]

Kein Grund für Veränderungen

Sanktionen gab es bisher so gut wie nie, ganz anders als bei ambulanten Pflegediensten beispielsweise, die regelmäßig vom Medizinischen Dienst der Krankenkassen geprüft werden. Staatsanwaltliche Ermittlungen wegen Abrechnungsbetrugs sind in diesem Bereich nicht selten, bei den Krankenhäusern aber bisher kaum vorhanden. Manchen Krankenkassen scheint aber mittlerweile das Verhalten der Krankenhäuser doch zu bunt zu werden. Sie wehren sich. Der Medizinische Dienst der Krankenversicherung (MDK) Nordrhein etwa ging mit den Ergebnissen seiner Prüfungen für das Jahr 2018 an die Öffentlichkeit.[17] Er ist für 175 Krankenhäuser zuständig, das sind 9 Prozent aller deutschen Kliniken. 321 000 Rechnungen wurden analysiert, über die Hälfte davon wurde um durchschnittlich 2000 Euro gekürzt. Die Summe der Kürzungen belief sich auf insgesamt 307 Millionen Euro. Würde man diese Ergebnisse auf alle Krankenhäuser in Deutschland hochrechnen, käme man auf über 3 Milliarden Euro zu viel abgerechneter Honorare. Ehrenhalber sei aber auch erwähnt, dass sich bei 1 Prozent der Rechnungen nach Prüfung und Korrektur eine höhere Summe ergab.

Der MDK betont, dass die Ergebnisse sehr unterschiedlich verteilt sind. In einigen Kliniken ist die Qualität hoch und nur sehr wenige Abrechnungen sind falsch. Fehler sind dann wohl echte Irrtümer, keine Absicht. Bei anderen Krankenhäusern werden 70 Prozent der Abrechnungen beanstandet! Das muss man sich mal auf der Zunge zergehen lassen. Schließlich sind die Rechnungsaussteller keine kaufmännischen Laien, denen die Grundgesetze der Arithmetik nicht ganz klar sind. Das sind Profis, die nichts anderes machen als diese Abrechnungen. Ein Möbelhändler, der sich in 70 Prozent seiner Rechnungen zu seinen Gunsten vertut, würde wohl bald pleitegehen, weil sich die Kundschaft so etwas nicht gefallen ließe. Ebenso wenig kann sich ein Privatmensch ein solches Verhalten leisten. Wer beim Finanzamt zu 70 Prozent falsche Angaben macht und erwischt wird, kann sich auf keinen Fall damit herausreden, dass es leider ein Versehen war – genauso wie schon im Jahr zuvor und im vorletzten und in all den anderen Jahren auch. Eine saftige Strafe für einen solchen Steuerhinterzieher wäre sehr wahrscheinlich.

Der MDK Nordrhein beanstandet übrigens nicht nur «Rechenfehler», sondern auch sachlich nicht begründete Maßnahmen. Moniert werden häufig zu lange Liegezeiten der Patienten und Patientinnen oder überhaupt der Aufenthalt im Krankenhaus, wenn eine Behandlung bzw. Untersuchung genauso gut oder besser ambulant hätte durchgeführt werden können. Auch beliebt ist die «Wahl einer unzutreffenden, aber teuren Hauptdiagnose». Eine Ursache dafür sei, so der MDK Nordrhein, das immer komplexer werdende Fallpauschalensystem. Wen wundert's?

Unter falschen Abrechnungen leiden alle, auch die guten Krankenhäuser, und natürlich die Versicherten. Denn schließlich bezahlen sie nicht nur die Kosten der überhöhten Honorare, sondern auch für die Kontrollen. Die Prüfdienste benötigen nun mal Personal und Zeit für ihre Arbeit. Im Übrigen kostet es die Krankenkassen Geld, wenn sie keinen Fehler finden. Für jede geprüfte Rechnung, die nicht beanstandet wird, erhält das Krankenhaus eine Aufwandserstattung von 300 Euro. Für eine falsche Abrechnung musste es aber bisher keine Strafe fürchten. Ein Ende 2019 beschlossenes Gesetz zur Reform des MDK ändert das. Notorisch schlecht abrechnende Krankenhäuser werden nun öfter geprüft. Und ab 2022 werden gestaffelte Aufschläge auf die Differenzbeträge erhoben, wenn ein Krankenhaus auf über 40 Prozent beanstandeter Abrechnungen kommt. Ich hoffe, das hilft!

Schlechte Planung und schlechte Absichten

Der Übergang von kreativer Auslegung der Möglichkeiten zum regelrechen Betrug ist fließend. Das macht mich richtig wütend. Zumal es für einen einzelnen Mitarbeiter im Krankenhaus sehr schwer ist, sich gegen diese Methoden zu wehren. Man wird gezwungenermaßen zum Komplizen in diesem Verfahren. In meiner Anfangszeit war es gang und gäbe, dass wir Assistenten damit beauftragt wurden, uns die Abrechnungen vorzunehmen, die von den Kassen abgelehnt wurden. Wir wühlten uns durch die Akten und mussten versuchen, Antworten auf die Fragen der Krankenkassen zu finden, und zwar möglichst solche, die dem eigenen Haus nicht zum Nachteil gereichten. Diese Arbeit mussten wir in unserer Freizeit erledigen – auf die Mängel des Chef-Systems, in dem die Assistenten während ihrer Ausbildung absolut abhängig von der Gunst des Vorgesetzten sind, komme ich später noch zu sprechen. Ich hasste diese bürokratische Arbeit, weil ich im Nachhinein irgendetwas rekonstruieren musste, meist ohne den Patienten je gesehen zu haben. Das widerstrebte mir, da es den Menschen zu einer Akte und zu einem Verwaltungsvorgang reduzierte.

Dennoch war die Lektüre auch auf gewisse Art spannend, weil ich sah, wie weit mein Alltag am Krankenbett oder OP-Tisch von der Dokumentation entfernt war. Beispielsweise musste ich erklären, warum der ein oder andere Patient länger auf die OP warten musste, ohne den exakten Grund zu nennen. Es wurden nämlich einige Kassenpatienten, die einen elektiven, also im Vorhinein festgelegten, Termin hatten, als Lückenfüller bzw. als Joker eingeplant. Kam kein Notfall dazwischen, wurden solche Patienten schnell auf den OP-Plan gesetzt. Hatten sie aber Pech, mussten sie zwei bis drei Tage warten, wenn keine dringliche Indikation vorlag. Es war eine rein organisatorische Entscheidung, sie als Lückenfüller für den Fall der Fälle einzuplanen, damit der OP-Saal so gut wie möglich ausgenutzt wurde. Einen medizinischen Grund gab es nicht.

Oder ich musste aus dem Aktenstudium erklären, warum ein Patient Tage im Krankenhaus verbracht hatte, ohne dass er behandelt wurde und obwohl der OP-Saal sowie das Personal Kapazitäten aufwiesen. Er wurde montags eingeliefert, donnerstags operiert. Was geschah in den Tagen dazwischen? Nichts. Es gab nichts Besonderes zu untersuchen, keine unvorhergesehenen Ereignisse oder Unklarheiten, alles normal. Nur dass halt nichts passierte. Es lag einfach ein internes Organisationsversagen vor, schlechte Planung eben. Der Fall war eindeutig, da gab es nichts zu argumentieren. Er fiel aber nur auf, weil die Krankenkasse sorgfältig prüfte. Das ist nicht immer so, wie auch der Bundesrechnungshof schon anmerkte (siehe oben). Die Abrechnungssache ist ja aber nur eine Seite. Es gibt schließlich noch andere Aspekte. Dem Patienten ist zwar kein körperlicher Schaden entstanden, aber er hätte die Tage sicher lieber außerhalb des Krankenhauses verbracht. Möglicherweise sind auch Arbeitstage verlorengegangen, weil er länger als unbedingt nötig krankgeschrieben war. Das ging dann auf Kosten des Arbeitgebers.

Die DRGs sind ursprünglich entwickelt und eingeführt worden, um eine angeblich bevorstehende Kostenexplosion im Gesundheitswesen zu verhindern. 1974 prägte Heiner Geißler, damals Gesundheits- und Sozialminister von Rheinland-Pfalz, den Begriff und das Bild. Seitdem hält es sich, wann immer über Gesundheitskosten debattiert wird. Kritiker wiesen stets daraufhin, dass die damals befürchtete Kostenexplosion nichts anderes war als eine statistisch nicht ganz saubere Hochrechnung, verbunden mit einem gewissen Hang zur Dramatisierung.[18] Trotzdem setzte sich diese griffige Vorstellung durch. Die allermeisten Politiker und sonstige Entscheider sind davon überzeugt, dass wir kurz vor der Explosion bzw. dem Zusammenbruch des Systems standen.

Entscheidend ist, worauf man die angebliche Kostensteigerung bezieht. Im Verhältnis zum Bruttoinlandsprodukt stiegen die Gesundheitsausgaben gar nicht besonders. Darauf wies das Deutsche Institut für Wirtschaftsforschung (DIW) 2003 noch einmal hin, kurz vor Einführung der DRGs.[19] Jedoch veränderte sich seit den siebziger Jahren der Anteil der Bemessungsgrundlage: die Bruttolohn- und Gehaltssumme. Deren Anteil an der gesamtwirtschaftlichen Leistung sank nämlich. Das sollte durch höhere Beitragssätze ausgeglichen werden. Die Gesundheitsausgaben sind jedoch nicht bedeutend schneller gestiegen als die gesamtwirtschaftliche Leistung. Außerdem wurden mehr Mitglieder in die gesetzlichen Krankenversicherungen aufgenommen, die nur geringe oder gar keine Beiträge zahlten, aber dennoch die volle Leistung erhielten, etwa Landwirte, Studenten und Behinderte. Um nicht missverstanden zu werden: Das war sozialpolitisch sicher wünschenswert. Es bedeutete aber gleichzeitig, dass mehr Ausgaben mit weniger Einnahmen bewältigt werden mussten. Das Bild von der «Kostenexplosion» suggeriert jedoch, dass die Leistungen selbst teurer wurden.

Mit den Fallpauschalen sollte diese vermeintliche Verteuerung gestoppt werden. Ich habe oben schon beschrieben, worum es dabei geht. Grundlage ist die Honorierung medizinischer Leistungen nicht nach tatsächlichem Aufwand, sondern nach standardisierter Fallgruppe, die ein Raster in Bezug auf Einsatz der Mittel vorgibt. Ich komme später noch darauf zu sprechen, wie dieses Verfahren den Kern des ärztlichen Handelns angreift. Jetzt zunächst einmal die Frage: Hat es denn zu den erhofften ökonomischen Vorteilen geführt? Sind die Krankenhauskosten gesunken? Soweit ich sehen kann, ist das nicht der Fall. Die Gesundheitskosten steigen, speziell im Krankenhaussektor, ebenso wie die Kosten für andere Bereiche des Lebens, von Jahr zu Jahr. Im Jahr 2000 wurden für stationäre oder teilstationäre Einrichtungen «nur» 80,7 Milliarden Euro ausgegeben, 2010 schon 107,7 Milliarden und 2017 138,4 Milliarden Euro.[20] Es gibt sicher einige Gründe dafür, etwa ein insgesamt höheres Versorgungsniveau sowie steigende Ansprüche von Patienten. Doch meines Erachtens liegt die Hauptursache dieser Steigerung in der Einführung der Fallpauschalen.

Deutsche im internationalen Vergleich besonders krank?
Die Fallpauschalen sollten alles besser machen. Haben sie aber nicht. Im Gegenteil: Das Ergebnis ist niederschmetternd. Statt sparsam zu handeln, wird mehr ausgegeben, weil die Rahmenbedingungen uns geradewegs dazu auffordern. Die

Fallpauschalen führen dazu, dass wir mehr Kosten verursachen, weil wir – vereinfacht gesagt – nur verdienen, wenn wir hohen Umsatz machen. Da es ein ökonomisch orientiertes System ist, zählen halt in erster Linie die in Euro messbaren Erfolge, sprich die Bilanzen. Diese falschen Ziele führen unter anderem dazu, dass wir spitze sind bei den Krankenhauseinweisungen: Auf 1000 Einwohner in Deutschland kommen 255 Krankenhausfälle, in der Schweiz nur 171. Von 100 000 Einwohnern erhalten bei uns 309 eine neue Hüfte, im OECD-Durchschnitt nur 182. Wegen Asthma oder chronisch obstruktiver Lungenkrankheit werden in Deutschland 289 Einwohner pro 100 000 eingewiesen, in der Schweiz nur 138.[21]

Auch bei Untersuchungen der Herzkranzarterien sind wir unerreicht. 2017 wurden in Deutschland 881 000 Untersuchungen und knapp 380 000 Therapien mit dem Herzkatheter vorgenommen.[22] Das entspricht einem Anteil von über 1 Prozent der Bevölkerung. Nirgendwo sonst auf der Welt werden so häufig die Koronarien mit einem solchen Eingriff untersucht bzw. behandelt. Warum wohl? Weil die Deutschen eine unerklärliche, einzigartige Veranlagung für Herzerkrankungen haben oder weil das Abrechnungssystem solche Untersuchungen belohnt?

Das Fallpauschalensystem setzt total falsche Anreize. Faustregel: Wer viel untersucht oder operiert, verdient Geld. Allerdings sind nicht alle Bereiche gleich lukrativ. Am besten wird in der Kardiologie und der Herzchirurgie vergütet, auch die Radiologie macht normalerweise ein Plus. Immer im Minus sind Kinder- und gynäkologische Abteilungen sowie Notaufnahmen. Die Herzkatheter-Untersuchungen und ebenso die häufige Abklärung von irgendwelchen Befunden mittels MRT lohnen sich eben mehr als die Behandlung von kleinen

Kindern, für die man allein schon bei der Kommunikation deutlich mehr Zeit braucht als für Erwachsene.

Ich könnte noch zahlreiche weitere Beispiele aufführen. Das Wesentliche aber ist: Die Fallpauschalen sind schon per definitionem eine Fehlkonstruktion – weil sie von einem falschen Menschen- und Gesundheitsbild ausgehen. Sie tun so, als ob man einen Menschen bzw. seinen Zustand in Maßen, Gewichten, Zahlen fassen könnte. Und daraus entwickeln sie Parameter, mit denen sich Aussagen über Krankheit, Therapie und Heilung treffen lassen. Das allein ist schon verrückt. Noch verrückter aber ist es zu glauben, dass solche Parameter auf Tausende von Menschen anzuwenden seien. Denn nichts anderes ist mit den Fallpauschalen ja gemeint.

Demnach sind Patienten mit Bypass-OPs nach rund sieben Tagen zu entlassen. Das ist die sogenannte mittlere Verweildauer. Bei Patient A klappt das, wir können ihn nach Hause schicken. Bei Patient B sieht es aber nicht so gut aus, seine Wunde ist noch nicht richtig verheilt, aus welchen Gründen auch immer. Auffällige Begleiterkrankungen gibt es nicht, er ist Nichtraucher, alles genauso wie bei Patient A. Und trotzdem heilt die Wunde nicht gut. Wie man im Volksmund sagt: schlechtes Heilfleisch. Medizinisch gesprochen könnte man eine andere genetische Disposition vermuten, aber letztlich ist der Grund nicht so wichtig. Fakt ist, seine Wunde heilt, aber deutlich langsamer als die von Patient A. Was machen wir nun mit B? Wenn er länger im Krankenhaus bleibt als die vorgesehenen sieben Tage und wir keinen abrechenbaren, für solche Fälle akzeptierten Grund für diese Notwendigkeit finden, machen wir Verlust. Wollen wir das? Oder entlassen wir ihn trotzdem, damit wir im Budget bleiben?

Ethisches Verhalten gefragt

Dass wir uns diese Frage überhaupt so stellen müssen, ist für meine Begriffe skandalös. Es sind fach- und sachfremde Aspekte, die hier zu Entscheidungskriterien erhoben werden. Wie die Antwort auf eine solche Frage dann ausfällt, hängt wesentlich vom «Geist» des Hauses ab. Man könnte auch sagen: von den Werten, die in diesem Haus bestimmend sind. Wenn ein streng wirtschaftliches Denken vorherrscht, ist klar, dass Patient B entlassen wird, auch wenn er noch «blutig» ist, wie wir sagen. Ist der Chef ein Mensch, der aus humaner Überzeugung Arzt geworden ist, sieht es anders aus. Auch er muss natürlich aufs Geld schauen, sonst existiert sein Krankenhaus bald nicht mehr. Aber sein Ethos richtet sich nach einem anderen Kriterium, nämlich das Beste für seinen Patienten zu erreichen und Verantwortung für ihn zu übernehmen. Also bleibt B noch ein paar Tage da, bis man ihn guten Gewissens verabschieden kann.

Zugegeben, das ist ein schematisches Beispiel. Aber es ist keins, das ich mir komplett zusammenfantasiert hätte, so oder so ähnlich läuft es täglich ab, überall. Weder Krankheit noch Gesundheit ist standardisierbar. Mit dem Versuch, alles über einen Kamm zu scheren, richten wir Schaden an: an den Patienten, den Ärzten und dem Wesen der Medizin insgesamt.

Das Ende der Individualtherapie

Was ist eigentlich Gesundheit? Wann fühlt man sich gesund? Einige Menschen antworten vielleicht: Wenn man stark und leistungsfähig ist. Manche sagen: Wenn es mir gutgeht. Andere: Wenn man keine Schmerzen hat. Es wären auch Antworten möglich wie: Wenn man sein Idealgewicht hat, wenn die Cholesterinwerte gut sind, der Blutdruck stimmt usw. Es gibt sicher noch sehr viele weitere Beschreibungen von dem Zustand, den man als «gesund» bezeichnet. Auf jeden Fall kann man sicher sein, dass ein Mensch nicht über Jahre immer wieder dieselbe Antwort auf diese Fragen gibt. Wer älter ist, hat ein anderes Bewusstsein von Gesundheit als ein junger Mensch. Wer eine schwere Krankheit überstanden hat, fühlt sich vielleicht schon gut, wenn die größten Einschränkungen bewältigt sind, obwohl er noch mit manchem zu kämpfen hat. Jemand, der äußerlich gesehen topfit ist, mag seelisch niedergedrückt sein und sich als krank empfinden. Jeder Mensch hat ein eigenes Bewusstsein von seinem Befinden – und das schwankt, mal mehr, mal weniger heftig.

Gesundheit ist also in großen Teilen ein subjektiver, sich verändernder Zustand – entsprechend ist Heilung daher ein Vorgang, der bei aller wissenschaftlichen Fundierung ebenfalls individuell sein muss, auf genau den Menschen ausgerichtet, der geheilt werden will. Natürlich muss man trotzdem nicht jede Therapie immer wieder neu erfinden. Selbstredend wendet man als Arzt bewährte Methoden für bestimmte Krankheitsbilder an. Das heißt aber nicht, dass man bei jedem Menschen dieselbe Dosis eines Medikaments gibt oder im selben Intervall. Man schlägt nicht allen Patienten Maßnahmen derselben Art und Intensität vor. Der Laie stellt sich vielleicht vor, dass man als Arzt einfach Schema F anwendet und die Merkmale einer Erkrankung abhakt, woraufhin der passende Therapievorschlag am Ende quasi von selbst da steht. So ist es aber nicht. Man geht sicher meist nach einer Art innerer Checkliste vor, die man über die Jahre aufgebaut hat und quasi automatisch anwendet. Aber das ist nicht der Kern der Behandlung. Der besteht vielmehr darin, dass man sich von dem konkreten Menschen, seinem körperlichen und seelischen Zustand ein Bild verschafft. Und dann zu bestimmten Schlussfolgerungen gelangt, die bei einem anderen Menschen anders ausfielen.

Giovanni Maio, Medizinethiker an der Albert-Ludwigs-Universität in Freiburg, beschreibt, was heilendes Handeln charakterisiert: «Pflegerisch und ärztlich zu arbeiten bedeutet gerade nicht das Umsetzen eines vorgegebenen Plans, sondern es bedeutet, eine unmittelbare und passende Reaktion auf die Befindlichkeit des Patienten zu finden ...»[23] Ja, so fangen wir als Medizinstudenten an, mit dem Wunsch, zu helfen und dem Individuum die richtige Behandlung angedeihen zu lassen, und zwar die genau zu ihm und seiner Krankheit passende. Die streng codierten Fallpauschalen kehren dieses Prinzip aber um, sie verhindern eine Individualtherapie geradezu. Ich suche als Arzt natürlich immer nach einer «passenden Reaktion», aber quasi gleichzeitig muss ich den Code für das Symptom oder die Krankheit suchen, die ich identifizieren will.

Dieses Vorgehen bedeutet notwendigerweise, dass ich meinen Eindruck oder meine Vermutung in ein Diagnoseschema presse, das mit einer Zahlen-Buchstaben-Kombination ausgedrückt wird. Die 182 Seiten lange Liste mit Codes ist bereits sehr umfangreich und schwer beherrschbar, aber dennoch ist darin nicht jedes individuelle Merkmal oder jede Erscheinungsform einer körperlichen Reaktion enthalten. Das kann ja auch gar nicht sein. Wir hätten dann Millionen von Codes. Das wiederum wäre alles andere als die gewünschte Pauschalierung. Ich muss mit dem klarkommen, was an Schema vorhanden ist. Also mache ich meine Beobachtungen passend für die Liste, für die pauschalierenden Codes. Ich passe Diagnose und Therapie an das Schema an. Sonst erhalten wir kein Geld für unsere Arbeit im Krankenhaus.

Das Abrechnen nach Fallpauschalen ist fatal, weil es sich im Wesentlichen auf messbare Ergebnisse konzentriert. Es ist faktizistisch. Was technisch deutlich wahrnehmbar stattgefunden hat – die Untersuchung mit einem Herzkatheter beispielsweise –, lässt sich gut abrechnen. Wenn ich aber in der Fachliteratur nachschaue, ob es vergleichbare Fälle gibt und wie behandelt wurde, ist die Erkenntnissuche im Sinne der Fallpauschale nichts wert. 15 Minuten recherchiert, verschiedene Berichte abgeglichen, darüber nachgedacht und zu einer eigenen Schlussfolgerung gelangt, nämlich erst mal nichts an dem Patienten zu machen – dafür gibt es leider keinen Code. Und daher auch kein Geld.

Gesundheit als Produkt

Die Fallpauschalen mit ihren Codes sind der sichtbare Ausdruck einer Fehlentwicklung, die schon seit einigen Jahrzehnten zu beobachten ist. Meiner Ansicht nach (und nicht nur meiner) handelt es sich dabei um eine grundlegende Umwertung der Medizin und der ärztlichen Tätigkeit. Der Arzt wird zum Dienstleister, die Medizin wird zunehmend zum Lieferanten. Sie dient dazu, ein Produkt namens Gesundheit zu fabrizieren. Dass das funktionieren könnte, ist jedoch ein Irrglaube.

Ärzte sind keine Ingenieure, die die Gesundheit eines Menschen nach bestimmten Regeln (wieder)herstellen. Gesundheit kann man überhaupt nicht in simplen mathematischen Größen messen. Dennoch wird es getan. Indem ein ökonomisches System installiert wurde, das vorgaukelt, jede Krankheit und jeder Mensch seien nach Schema zu behandeln – und vor allem abzurechnen. Doch Gesundheit und Heilung sind wesentlich komplexer verfasst als irgendein ein technisches Produkt. Es gibt keine festgelegten Werte und Maße, anhand deren sich ablesen ließe: Jetzt ist das Ziel erreicht, der Mensch ist gesund.

Gesundheit ist ein schwebender Zustand, die Annäherung an eine niemals auf Dauer zu fixierende individuelle Verfassung, in der jemand sagen kann: Es geht mir gut. Als Arzt trage ich dazu bei, indem ich das subjektive Empfinden mit objektiven Erkenntnissen untermauere oder vielleicht auch korrigiere. Doch es wäre falsch, wenn ich die gemessenen Werte zur absoluten Größe erhöbe. Sie sagen noch nichts darüber aus, welche Folgen eine Krankheit hat und welche Therapie erfolgreich sein kann. Eine Erkrankung der Niere beispielsweise ist nie nur der Defekt eines wichtigen Organs. Diese Störung wirkt sich auf den ganzen Körper und ebenso auf die Psyche aus. Das Gefühl der Verunsicherung, die diese Krankheit auslöst, kann fundamental sein. Dafür haben wir aber keinen Code. Trotzdem ist es ein Faktor, der sich auf den Heilungsvorgang auswirkt.

Krankheit ist komplexe Erscheinung
Die Komplexität eines Menschen, der krank ist, lässt sich in kein Schema zwingen. Meine Kompetenz als Arzt besteht darin, sie annähernd zu begreifen und ein individuelles Vorgehen zu entwickeln, um die Probleme, die dieser Mensch hat, zu lösen. Noch einmal zitiere ich Giovanni Maio: «Diese Kompetenz ... hat mit der Fähigkeit zu tun, das Gesamtproblem des

Patienten zu erfassen, und zwar mit der Fähigkeit zum synthetischen Denken, mit der Fähigkeit zum integrativen Denken. Der Arzt muss und kann kein vorab plan- und prüfbares, perfektes Produkt abliefern ...»[24]

Krankenhäuser sind daher ihrem Wesen nach keine Gesundheitsfabriken, das können sie niemals sein. Ihr Zweck besteht vielmehr darin, einen Beitrag zur Daseinsfürsorge in einer Gesellschaft zu leisten. Andere Institutionen erbringen andere Leistungen, etwa die Feuerwehr oder die Polizei. Dass es solche Einrichtungen gibt, ist Ergebnis einer «Übereinkunft» der Gesellschaft, nach der es für jedes ihrer Mitglieder von Vorteil ist, wenn wesentliche Sicherungssysteme gemeinsam aufrechterhalten werden. Die Daseinsfürsorge der Solidargemeinschaft, die gewisse Risiken gemeinsam trägt oder abwehrt, stellt die Existenzberechtigung der öffentlichen Feuerwehr dar – nicht die Lieferung eines Produkts namens Brandfreiheit oder -bekämpfung, das auch noch besonders marktwirtschaftlich hergestellt wurde.

Bei Krankenhäusern wird das aber anders gesehen. Sie sollen kostengünstig arbeiten und Gewinn machen. Dem wird alles untergeordnet, die Aufgabe der Daseinsfürsorge ebenso wie der Patient bzw. die Patientin selbst. Er wird als Kranker oder Träger von Symptomen gesehen, die nach einem bestimmten System klassifiziert werden – damit die Abrechnung einfacher wird und die Kosten sinken. Das erscheint rational, ist es aber nicht. Weil es an der Sache vorbeigeht und weil so, wie die Krankenhauslandschaft insgesamt organisiert ist, die Kosten nur für einige Häuser sinken, für alle anderen nicht.

Ökonomisch zu arbeiten, auch im Gesundheitswesen, ist sehr wichtig. Ich wäre der Letzte, der sich dagegen auflehnen würde. Ich verstehe jedoch unter Ökonomie nicht in erster

Linie Sparsamkeit um jeden Preis, sondern den sinnvollen und überlegten Einsatz der Ressourcen. Als erfolgreich darf ein Haus oder ein Arzt nicht dann gelten, wenn eine besonders große schwarze Zahl unterm Strich einer Bilanz steht, sondern wenn die patientengerechte Versorgung, je nach individuellem Bedürfnis, gelingt. Ich muss als Arzt, der in einer besonderen Vertrauensbeziehung zum Patienten (und seinen Angehörigen) steht, frei sein in meiner Beratung und in der gemeinsam zu treffenden Entscheidung, ohne organisatorischen und ökonomischen Druck.

4.

Das System
Krankenhaus

Wenn man sich anschaut, wie es um die Krankenhauslandschaft in Deutschland steht, erhält man viele Informationen,
die widersprüchlich wirken. Super Versorgung, aber unökonomisch. Starke Spezialisierung, trotzdem Festhalten an den
kleinen Häusern. Kontinuierliche Reduktion der Bettenzahl
aufgrund von Personalmangel und schlechter Planung, sodass
immer wieder Patienten aus Platzmangel nicht in der Abteilung liegen können, in die sie eigentlich gehören. Sieht man
genauer hin, erkennt man, wie schwierig es werden dürfte,
sämtliche Widersprüche aufzulösen. Das muss vielleicht auch
gar nicht sein. Aber wenn man an ein paar Stellen schraubte,
würde man schon viel gewinnen, sowohl in qualitativer als
auch in finanzieller Hinsicht. Davon bin ich überzeugt.

Zu viel und zu wenig

Es gibt 1925 Krankenhäuser (Stand Ende 2018) in der Bundes-
republik. 552 sind in öffentlicher Trägerschaft, 652 in freige-
meinnütziger und 721 in privater.[25] Knapp 40 Prozent gehören

also privaten Eigentümern, meistens sind es Klinikkonzerne. Daraus lässt sich wohl schließen, dass man mit Krankenhäusern Geld verdienen kann. Welchen anderen Grund sollten private Betreiber für ihre Bemühungen sonst haben?

Aber es ist nicht genug Geld für alle da, eine Menge Krankenhäuser sind unterfinanziert. Weil wir zu viele von ihnen haben, zu viele Betten, zu viele Spezialisten. Zwar steigen die Umsätze der meisten Krankenhäuser, aber nicht mal jedes zweite erwirtschaftet einen Gewinn. So hat es die Unternehmensberatung Roland Berger in der Krankenhausstudie 2019 ermittelt.[26] Ein wesentlicher Grund für die schlechte wirtschaftliche Situation ist die Stagnation oder sogar der Rückgang der stationären Fallzahlen bei gleichzeitig steigendem Schweregrad der Fälle. Interessanterweise ist die durchschnittliche Bettenauslastung bei den Privaten mit 74,1 Prozent am schlechtesten und die Verweildauer mit 7,6 Tagen am höchsten. Die Öffentlichen dagegen kommen auf 78,9 Prozent Auslastung und 7,3 Tage. Das liegt daran, dass die öffentlichen Häuser, inklusive der Unikliniken, häufig verpflichtet sind, eine Maximalversorgung zu gewährleisten. Der Durchlauf in öffentlichen Häusern ist höher, unter anderem auch wegen der Versorgung von Kindern.

Im Hinblick auf die Finanzen bedeutet das, dass die Krankenhäuser sich häufig in einem Wettbewerb mit anderen befinden und um jeden Patienten und jede Behandlung kämpfen. Ein Krankenhaus muss sehr genau darauf achten, dass die Betten belegt sind und vor allem die OP-Säle ausgenutzt werden. Es ist so ähnlich wie bei einem Luftfahrtunternehmen. Jedes Flugzeug ist sehr teuer in der Anschaffung, die dauernd nötige Wartung verschlingt eine Menge Geld, und nach einiger Zeit ist die Maschine so veraltet, dass sie aus dem Verkehr gezogen werden muss. Deshalb muss die Maschine von Anfang an so viel wie möglich in der Luft sein, idealerweise voll ausgelastet, damit sie nicht nur die Anschaffungs- und Unterhaltskosten wieder reinholt, sondern am besten auch noch Gewinn erwirtschaftet. Wir Mediziner im Krankenhaus müssen also schauen, dass sich unsere teuren OP-Säle rentieren, und das tun sie eben nur, wenn darin operiert wird.

Das haben wir Ärzte und Ärztinnen immer vor Augen. Selbst wenn die Klinikleitung nicht jeden Tag auf die Belegungsnotwendigkeit hinweist: Man weiß es. Und ob man will oder nicht, beeinflusst dieses Wissen manche Entscheidungen. Es kann gut sein, dass die Geschäftsführung, die in der Regel aus Ökonomen, nicht aus Medizinern besteht, bei der Vorstellung der letzten Jahreszahlen dem Chef einer Abteilung deutlich macht, dass auf seiner Station zu wenig Betten belegt waren. Das hört sich dann ungefähr so an: «Das Ergebnis ist leider nicht befriedigend. Wir müssen sehen, dass wir dieses Jahr besser abschneiden, vor allem bei der Betten- und OP-Saalauslastung. Da sind wir uns doch einig, nicht wahr?» Ich nehme an, dass viele Menschen so etwas Ähnliches aus ihrem Arbeitsumfeld kennen. Der Druck ist enorm, und man fragt sich, wie man die Erwartungen erfüllen kann. Mehr leisten? Schneller arbeiten? Neue Kunden erschließen? Wir Ärzte stellen kein Produkt her. Dennoch wird von uns erwartet, dass wir uns so verhalten, als ob. Dass wir uns den Regeln unterwerfen, die in der Wirtschaft gelten.

Zahlen? Müssen stimmen!

Natürlich ist einem auch als Mediziner die Bedeutung der Zahlen nicht fremd. Wir wissen, dass sich das Gesundheitswesen nicht im luftleeren, philanthropischen Raum befindet. Medizin und Heilung kosten Geld. Aber der Maßstab des Erfolgs ist nicht Effizienz – das sollte er jedenfalls nicht sein. Also, was tun, wenn auf der Station oder im ganzen Haus die Zahlen nicht stimmen? Es werden nun mal nicht mehr Leute krank und behandlungsbedürftig, nur weil die eigene Klinik ein paar Betten zu viel hat, die sie nicht belegen kann. Die «Lösung» liegt auf der Hand: Es wird eben in vielen Fällen großzügiger interpretiert, wie dringlich eine stationäre Aufnahme ist.

Nehmen wir an, jemand kommt mit einer allergischen Reaktion wie Hautausschlag, Luftnot und beeinträchtigtem Kreislauf in die Notaufnahme. Dann ist definitiv eine stationäre Aufnahme für die Überwachung notwendig. Der Fall ist eindeutig. Erscheint jemand mit einem wahrscheinlich allergischen Hautausschlag ohne Luftnot und mit stabilem Kreislauf in der Notaufnahme, dann sieht das nicht allzu dramatisch aus. Mit einer kurzen Befragung ohne größeren Aufwand kann man die Ursache sofort abklären bzw. behandeln. Der Patient könnte also ohne Gefahr nach Hause gehen. Aber dem Arzt klingen ja noch die Worte des Geschäftsführers im Ohr. Also schlägt er dem Patienten vor, dass er sicherheitshalber doch über Nacht bleiben soll. Er muss ihn gar nicht besonders drängen. Das läuft eher subtil. Es reicht schon eine Bemerkung wie: «Das ist wohl nichts Schlimmes. Aber es wäre doch gut, wenn wir auf Nummer sicher gehen und Sie bis morgen hierbleiben. Vielleicht können wir dann auch noch ein paar Werte checken.» Die meisten Menschen sind einverstanden. Sie sind ja wegen eines Problems in die Klinik gekommen, machen sich Sorgen und sind empfänglich für einen Vorschlag, der ihnen offenbar Sicherheit verschafft. Also ist für das Krankenhaus mindestens eine Nacht abzurechnen, eventuell auch noch ein paar zusätzliche Untersuchungen. Das bringt deutlich mehr als der kurze Aufenthalt in der Ambulanz.

Ich habe selbst einmal als Patient erlebt, wie das läuft. Aufgrund eines hartnäckigen, über eine Woche dauernden Schluckaufs und erfolgloser eigener Heilungsversuche suchte ich an einem Wochenende die Notaufnahme eines Krankenhauses auf. Mir ging es nur darum, auszuschließen, dass ich eine Hernie habe, also einen Bruch im Zwerchfell. Ich erläuterte bei der Aufnahme, dass ich lediglich eine Gastroskopie benötigte, ob das in diesem Haus möglich sei. «Natürlich, klar. Können wir gleich morgen früh machen», lautete die freundliche Antwort. Ich gab meine Personalien an und wollte mich bis zum nächsten Morgen verabschieden. «Nein, nein, Sie müssen schon hier auf Station bleiben.» Ich wunderte mich: «Wieso, welche Indikation gibt es dafür?» Trotz mehrfacher Versuche erhielt ich keine richtige Auskunft dazu und fragte schließlich ganz direkt: «Entschuldigung, wenn es keinen medizinischen Grund dafür gibt, dass ich eine Nacht hier verbringe, dann kann es doch nur sein, dass es um die Abrechnung geht, oder?» Die Ärztin wand sich ein bisschen, gab dann aber zu, dass sie gehalten sei, Patienten stationär aufzunehmen, wenn irgend möglich.

Die Notaufnahme eines Krankenhauses nimmt eine Schlüsselposition bei der Aufgabe ein, die Betten zu füllen. Sie lotst die Patienten auf den «richtigen» Weg, an dessen Ende der Aufenthalt auf der Station steht. Und ich war ein besonders attraktiver Kandidat, weil ich privat versichert bin. Schlussendlich konnten wir uns doch einigen, dass ich wirklich erst am folgenden Morgen kommen würde und die Nacht zu Hause verbrächte. Aber ich habe natürlich einen anderen

Stand und ein anderes Wissen als ein Patient ohne medizinischen Hintergrund. Ich kann ganz anders auftreten, und ich lasse mich nicht so schnell beeindrucken. Selbst wenn es nicht um mein Fachgebiet geht, kann ich doch besser als die meisten «normalen» Patienten beurteilen, welche Maßnahme potenziell sinnvoll ist und welche nicht. Für einen Laien ist es schwierig, die Situation einzuschätzen. Es fallen ein paar Fachbegriffe, die er nicht kennt oder nur ganz grob versteht, und schon fühlt er sich so kränklich oder gefährdet, dass er einer stationären Aufnahme zustimmt.

Die Ärzte üben in der Notaufnahme einen bedeutenden Einfluss auf die Entscheidung zwischen ambulanter und stationärer Behandlung aus. Und die Patienten billigen ihnen außerdem viel Macht über sich zu. Es ist sehr schwierig für sie, sich zu widersetzen oder besser gesagt: selbständig zu entscheiden. Nur sehr wenige sind so souverän, dass sie eine Debatte mit dem Arzt beginnen. Der steht im weißen Kittel vor ihnen und erwägt mit bedächtigem Kopfschütteln, welche Diagnosen in Frage kämen. «Es könnte X oder Y oder Z bei Ihnen vorliegen. Das sollte doch lieber abgeklärt werden.» Was will man da sagen, es klingt plausibel, schließlich kann jeder irgendwann mal an X oder Y oder Z leiden. Man sollte als Patient sehr konkret nachfragen: «Muss das sein? Bin ich gefährdet? Was passiert, wenn ich nach Hause gehe?» Der Arzt muss dann wahrheitsgemäß antworten. Letztlich kann er den Patienten nicht aufhalten. «Sie müssen hierbleiben, weil meine Betten leer sind» – das darf er nicht sagen. Aber er kann erläutern, dass er Bedenken hat, dass er, wäre der Patient sein Vater, ihn nicht nach Hause gehen ließe, oder Ähnliches. Wenn er merkt, dass er auf Granit beißt, kann er nur empfehlen: «Dann gehen Sie wenigstens zu Ihrem Hausarzt und lassen

Sie überprüfen, was es mit diesen Werten, die auf X hindeuten könnten, auf sich hat.»

Ist es jedoch wirklich etwas Ernstes und lässt sich der Patient nicht überzeugen, dann sichert sich der Arzt juristisch ab, indem er vor mindestens einem Zeugen dem Patienten erläutert, dass er gegen seinen ärztlichen Rat das Krankenhaus verlässt. Doch im Normalfall hat ein Patient wenig Chancen zu erkennen, ob er als Bettenfüller angesehen wird oder tatsächlich Gefahr im Verzuge ist. Man hängt als Patient bzw. Patientin sehr stark vom Gewissen des Arztes ab.

Gewissensfragen

Der Arzt wiederum hängt vom Lob des Chefs ab. Das kriegt er, wenn er die richtigen Patienten bringt, also möglichst privat versicherte. Ich komme später noch zu dem hierarchischen System der Medizin und der Ausbildung in den Krankenhäusern und zeige, wie sehr es das ärztliche Handeln beeinflusst. Hier zunächst nur so viel, dass es essenziell für viele Kollegen ist, vor allem in ihrer Ausbildungszeit als Assistenten, das Wohlwollen des Chefs zu erringen. Aber, machen wir uns nichts vor, es ist auch gut fürs Ego, wenn einem der Chef auf die Schulter klopft, am besten noch vor Publikum, weil man so viele Patienten von der Notaufnahme auf die Station schleust. Das Lob des Chefs ist überall viel wert, egal in welcher Branche. Sind die Patienten darüber hinaus auch noch zufrieden mit dem Assistenten, weil er sich so nett gekümmert hat, umso besser.

Ich kann es nicht mit konkreten Zahlen nachweisen, aber aus meiner Erfahrung heraus und aufgrund von Gesprächen mit Kollegen bin ich ziemlich sicher, dass mindestens 10 Prozent der Belegungen überflüssig sind und nur im Interesse der Klinik erfolgen, nicht weil es medizinisch notwendig wäre.

Das ist ein Effekt der «wirtschaftlichen» Denkweise und der DRGs. Das System soll beim guten Haushalten helfen oder es sogar garantieren, aber es produziert paradoxerweise mehr Kosten sowie die Rechtfertigung für schädliches soziales und medizinisches Verhalten. Es ist unsozial, Einweisungen vorzunehmen, die nicht nötig sind, weil dadurch das Geld der Allgemeinheit verpulvert wird. Die Krankenkasse und teilweise auch der Steuerzahler begleichen die Rechnungen für überflüssige Aufenthalte. Und medizinisch ist es schädlich, weil jemand aufgrund der stationären Einweisung seine Krankheit für ernster hält, als sie tatsächlich ist. Die Konsequenzen für den Betroffenen sind möglicherweise in solchen Fällen nicht gravierend, aber ganz sauber ist die Sache nicht.

Für uns Ärzte ist jedoch am schlimmsten, dass dieses Verhalten gegen unseren Kodex verstößt. Der enthält das Gebot, dass wir dem Patienten keinen Schaden zufügen, ihm die Wahrheit sagen und ihn bestmöglich nach seinen Bedürfnissen behandeln wollen. Der Druck, «für Betten» zu sorgen, korrumpiert uns. Dem Druck nicht nachzugeben, das fordert sehr viel Kraft. Die könnten wir besser anderswo einsetzen.

Quantität bringt Qualität

Ein gewisser Wettbewerb der Krankenhäuser um Patienten wäre gut, wenn es einer der Qualität wäre. Die steht aber nicht im Mittelpunkt der Interessen. Natürlich ist es vorteilhaft, wenn eine Klinik einen guten Ruf hat, weil dann der Zulauf möglicherweise höher ist. Aber da ist die Qualität nicht das

Ziel, sondern das Mittel zum Zweck. Es geht letztlich immer darum, für genügend Patienten zu sorgen, damit man halbwegs über die Runden kommt. Je mehr Häuser mit ähnlichen Leistungen in der näheren Umgebung sind, desto härter ist der Kampf. Für den Patienten ist jedoch in den seltensten Fällen durchschaubar, worauf der Ruf einer Klinik oder eines Arztes basiert. Er entscheidet nach Hörensagen, Wohnortnähe, Größe des Hauses, Empfehlung des Hausarztes oder seiner Bekannten oder wonach auch immer.

Im Juli 2019 erschien die Studie der Bertelsmann Stiftung mit Vorschlägen zur Neustrukturierung der Krankenhauslandschaft.[27] Gegenstand der Untersuchung war die Modellregion Nordrhein-Westfalen. Die Studie löste heftige Proteste bei einigen Politikern und Vertretern des Gesundheitswesens sowie bei möglicherweise betroffenen Patienten aus. In der Debatte wurden die Hauptthesen verkürzt auf plakative Kernsätze, etwa dass mehr als die Hälfte der Krankenhäuser schließen müsste. Die Versorgung der Bevölkerung sei dadurch nicht gefährdet, nahezu jeder Bürger könne auch bei der halben Anzahl von Krankenhäusern die nächste Klinik innerhalb von 30 Minuten erreichen. Sofort rechnete man aus, wie lang man speziell auf dem Land braucht, um ins nächste oder demnächst womöglich übernächste Krankenhaus zu kommen, falls die Studie in die Tat umgesetzt würde. Klar, das geht einem nahe, wenn man als Bewohner eines Eifeldorfs befürchten muss, im Notfall lange unterwegs zu sein. Die Autoren der Studie räumen ein, dass gerade auf dem Land bei der Reform ein «Zielkonflikt zwischen einer ausreichenden Erreichbarkeit im Notfall (‹Time is Brain›) und einer qualitativ hochwertigen Versorgung»[28] entstehen kann. Das widerspreche jedoch nicht dem grundlegenden Vorschlag.

Ich gebe zu, dass auch ich mir nicht auf Anhieb vorstellen konnte, wie mit so einer geringen Anzahl von Krankenhäusern überhaupt die Versorgung zu gewährleisten ist. Und zweifellos muss man sich über etliche Vorschläge aus der Studie noch viele Gedanken machen. Unmittelbar einleuchtend erschien mir jedoch das Kernanliegen, nämlich den Fokus auf die qualitativ hochwertige Versorgung und die Bedingungen zu legen, unter denen sie garantiert werden kann. Denn das ist der eigentliche Ausgangspunkt der Reformvorschläge.

Die Vielzahl der Krankenhäuser garantiert, anders als mancher vielleicht meint, gerade nicht die beste Versorgung. Vielmehr führt sie zum einen zu einer Überversorgung, eben weil es schwierig ist, ein Krankenhaus wirtschaftlich zu führen, wenn sich die möglichen Patienten auf viele Einrichtungen verteilen und für die einzelne Klinik immer weniger vom Kuchen bleibt. Jedes fünfte Krankenhaus verfügt über weniger als 50 Betten, mehr als die Hälfte hat weniger als 200.[29] Nach dem Stand der Wissenschaft ist es aber normalerweise erst möglich, ein Haus kosteneffizient zu betreiben, wenn es auf über 200 Betten kommt.[30] Der Wettbewerbsdruck um Patienten führt zu Strategien und Verhaltensweisen, die medizinisch nicht begründbar sind. Zum anderen ist die Qualität nicht gewährleistet, weil sehr viele Krankenhäuser sehr klein sind. Die Ärzte dort haben naturgemäß mit bestimmten Therapien oder Operationen eine viel zu geringe Erfahrung, um ausreichende Qualität gewährleisten zu können.

Laien stellen sich bei diesen Zahlen vielleicht vor, dass man in kleinen Häusern besonders persönlich und individuell betreut wird, anders als in den großen «anonymen» Einheiten mit 2000 oder mehr Betten. Möglicherweise ist der ärztliche und pflegerische Kontakt in kleinen Häusern tatsächlich manchmal intensiver. Aber fachliche Qualitätskriterien sind andere. Man kann sicher davon ausgehen, dass in kleinen Krankenhäusern die technische Einrichtung von spezielleren Abteilungen schon aus Kostengründen nicht so hochwertig oder modern ist wie in großen Kliniken. Außerdem haben die Kollegen dort bei bestimmten Eingriffen in der Regel deutlich weniger Routine. Erfahrung spielt aber sowohl unter subjektiven als auch unter objektiven Aspekten eine große Rolle. Ein Chirurg, der jede Woche einmal den entzündeten Wurmfortsatz eines Blinddarms entfernt, ist zweifellos sicherer als einer, der das nur alle paar Monate tut.

Mindestmengen für Qualität

Für viele Erkrankungen gibt es sogenannte Mindestmengenregelungen, also Vorgaben, wie viele Patienten pro Jahr in der Klinik oder sogar von einem Operateur behandelt werden müssen. Das soll der Qualitätssicherung dienen. Für regionale Stroke Units etwa, die von der Deutschen Schlaganfall-Gesellschaft zertifiziert werden wollen, ist eine Mindestzahl von 250 Patienten jährlich vorgeschrieben. Für die Geburtshilfe im Krankenhaus wurde ermittelt, dass am besten gearbeitet wird, wenn sie mindestens 500 Geburten verzeichnet. Bei Brustkrebs-OPs erwartet die Deutsche Krebsgesellschaft 100 Erstbehandlungen pro Haus und pro Operateur 50 Eingriffe. Doch wir sind noch weit entfernt davon, diese Zahlen in der Fläche zu erreichen. Zwar existiert für viele Behandlungen diese Mindestmengenregelung – sie wird jedoch häufig nicht eingehalten. Für Kleinstversorger existieren zudem Ausnahmeregelungen. Das kann man ja bis zu einem gewissen Grad auch nachvollziehen. In Kleinstädten mit 30 000 Einwohnern dürfte es für ein Krankenhaus schwierig werden, auf 500 Geburten zu kommen. Dennoch erscheint es sinnvoll, dass man Kapazitäten dafür bereithält, da eine Geburt nicht immer planbar und eine geringe Entfernung zwischen Klinik und Wohnort für Mutter und Kind vorteilhaft ist.

Anderes irritiert jedoch. Wie der AOK-Bundesverband moniert, werden in einem Viertel der Kliniken weniger als acht Brustkrebsfälle pro Jahr operiert.[31] Das erscheint mir bedenklich. Wie soll ein Chirurg bei dieser geringen Zahl Erfahrung aufbauen, seinen Blick schulen, Ungewöhnliches von Normalem unterscheiden lernen? Ich weiß nicht, warum unbedingt solche kleinen Abteilungen erhalten werden müssen. Bei Brustkrebs-OPs handelt es sich ja um elektive, also geplante Eingriffe. Jede Patientin hätte also genügend Zeit, sich in eine große Klinik zu begeben, auch wenn sie nicht wohnortnah ist. In der Abwägung sollte jedoch die Erfahrung der Ärzte und Ärztinnen eine größere Rolle spielen als die Entfernung. Auf jeden Fall sind weniger als acht Brustkrebs-Eingriffe pro Jahr kein Qualitätsnachweis. Je nachdem, wie viele Operateure in dem Haus tätig sind, kann es sein, dass einer nur alle zwei Jahre eine OP durchführt. Erwünscht wären aber 50, siehe oben, pro Operateur – jährlich. Da klafft ein großes Loch zwischen Wunsch und Wirklichkeit.

Es lässt sich mathematisch nicht genau berechnen, welchen Einfluss die Anzahl der OPs auf den Erfolg der Therapie hat. Aber der Zusammenhang als solcher ist sehr sicher. Am deutlichsten, sagt der AOK-Bundesverband, seien Qualitätsunterschiede bei Hüftgelenks-OPs zu identifizieren. «134 000 AOK-Patienten erhielten in den Jahren 2012 bis 2014 in 1064 Krankenhäusern bei Arthrose ein neues Hüftgelenk. In einem Fünftel der Kliniken fanden maximal 38 Operationen pro

Jahr statt. Das Risiko für eine erneute Hüftoperation binnen Jahresfrist war für Patienten dieser Häuser mehr als doppelt so hoch wie für die Patienten, die in dem Fünftel der Kliniken mit den höchsten Fallzahlen operiert wurden.»[32] Doppelt so hohes Risiko, weil geringe Mengen – das spricht doch wohl für sich! Man braucht auch kein Fachmann zu sein, um den Zusammenhang nachvollziehen zu können. Chirurgen üben ein sehr spezielles Handwerk aus, für das Fingerfertigkeit, Präzision und eben viel Erfahrung nötig sind. Wenn wir nicht am Ball bleiben, rosten wir ein.

Überversorgung, um Mindestmengen zu erreichen

Dass Mindestmengen gefordert werden, finde ich zwar prinzipiell gut, weil eben nur Übung den Meister macht. Eine Vorgabe zu entwickeln löst allein jedoch das Problem nicht. Keine Kommune und auch sonst kein Träger wird sich einfach so von seiner Klinik oder auch nur einer Abteilung verabschieden, nur weil die Zahl der erwünschten Behandlungen nicht erreicht wird. Zunächst einmal verschärft die Mindestmengenregelung sogar den bereits bestehenden wirtschaftlichen Druck und die Notwendigkeit, Patienten zu gewinnen. Salopp gesagt: Wenn Mindestmengen gelten, dann muss sich das Krankenhaus anstrengen und beispielsweise möglichst viele Hüftgelenks-OPs verkaufen, um an die Vorgabe heranzureichen. Wie objektiv kann aber eine Beratung von Patienten erfolgen, wenn man als Arzt diese Vorgabe verspürt?

Überversorgung ist schädlich, egal ob sie wegen des hohen Konkurrenzdrucks der Überzahl an Krankenhäusern entsteht oder in dem Bemühen, Mindestmengen zu erreichen, oder aus einem anderen Grund. Ich muss es noch einmal so drastisch sagen: Überversorgung redet Gesunden eine Krankheit ein, die sie nicht haben, sie behandelt Kranke mit übertriebenen Maßnahmen und verbraucht Ressourcen, die anderswo sinnvoll eingesetzt werden könnten. Unser System ist geprägt von Überversorgung, und wir müssen dringend davon weg, weil wir sonst weder die finanziellen noch die gesundheitlichen Probleme in den Griff bekommen.

Ich selbst habe als Herzchirurg überwiegend in großen Häusern gearbeitet, die keine Schwierigkeiten hatten, die Mindestmengen zu erreichen. Trotzdem kämpften wir um Patienten. Um es ganz ungeschminkt zu formulieren: Wir haben insgesamt zu wenig Patienten für die in Deutschland bestehenden Herzzentren. Hier gibt es sage und schreibe 82 davon, also ziemlich genau ein Zentrum für eine Million Einwohner. Und das ist eindeutig zu viel, denn auch wenn Herz-Kreislauf-Erkrankungen die häufigste Todesursache in Deutschland darstellen, haben die meisten Menschen zum Glück kein gravierendes akutes Problem mit ihrem Herzen und benötigen auch keinen langen Krankenhausaufenthalt.

Noch viel weniger Menschen sind so krank, dass sie eine Herztransplantation benötigen (sofern überhaupt ein Spenderorgan zu erhalten ist). Dennoch haben wir eine stattliche Anzahl von Transplantationszentren in Deutschland, nämlich 24! Allein sechs befinden sich in Nordrhein-Westfalen, vier in Bayern. Und für wie viele Herztransplantationen in Deutschland stehen die wohl bereit? Für nicht mehr als 318! Das ist der letzte Stand aus dem Jahr 2018. Das größte Zentrum befindet sich in Bad Oeynhausen, hier wurden über 80 Herzen verpflanzt. Dann folgt mit weitem Abstand Berlin. Sechs von den übrigen Zentren, sprich 20 Prozent, hatten weniger als drei oder gar keine Fälle.[33] Man muss also kein Ketzer zu sein, um sich zu fragen: Brauchen wir das, so viele Häuser mit ihrer umfangreichen Ausstattung für Transplantationen und den Spezialisten? Ich meine: Nein!

Die Herzchirurgien gehören zu den teuersten Einrichtungen. Transplantationen sind die Spitze der Kunst und der Kosten. Nicht nur die eigentliche Operation ist teuer, sondern bereits die Indikation im Vorfeld verschlingt viel Geld, da sie auf sehr vielen einzelnen, anspruchsvollen Untersuchungen basiert. Im Anschluss sind die Überwachung und Einstellung des Patienten auf Medikamente sehr aufwendig. So entstehen, ohne etwaige Komplikationen, rund 150 000 bis 200 000 Euro an Kosten. Meistens handelt es sich um planbare Eingriffe, auch wenn die Abhängigkeit von Spenderorganen besteht und dann kurzfristig entschieden wird. Aber es sind eben keine im engeren Sinne spontanen Ereignisse oder akute Einsätze. Meiner Ansicht nach würde es daher völlig ausreichen, wenn wir vier Einrichtungen in Deutschland hätten, halbwegs gleichmäßig verteilt nach den vier Himmelsrichtungen. Damit könnte man meines Erachtens den Transplantationsbedarf vollkommen abdecken. Für alle sonstigen Herzbehandlungen wären die anderen Krankenhäuser mit ihren Kapazitäten ja auf jeden Fall vorhanden.

Gegenstück: Corona und die Intensivbetten

Die Bertelsmann-Studie hatte mit guten Gründen dargelegt, dass weniger Krankenhäuser keine qualitative Verschlechterung, sondern sogar eine Steigerung der Qualität bedeuten würden. Das Problem der Überversorgung aufgrund des Wettbewerbs untereinander könnte gelöst werden, außerdem der

Fachkräftemangel abgebaut werden, weil das Personal konzentriert in weniger Häusern eingesetzt werden könnte. Ob Bertelsmann dabei auch berücksichtigt hat, dass man die Mitarbeiter nicht einfach so verpflanzen kann, weiß ich nicht. Es wäre zumindest mittelfristig ein Problem, die Menschen dazu zu bringen, ihre Bindungen an die bisherigen Orte zu lösen, nur um anderswo in einer Klinik zu arbeiten. Aber es wird vielleicht eh anders werden. Denn Anfang 2020 kam die Corona-Krise – und damit ergab sich eine große Chance für die kleinen Krankenhäuser, also ebenjene, die zu Teilen als überflüssig deklariert wurden.

Deutschland hat sich, soweit man das derzeit sagen kann, gut gegen Corona behauptet. Andere Länder beneideten uns um unsere Infrastruktur, insbesondere die große Zahl an Intensivbetten, die zur Verfügung standen und die kurzfristig noch aufgestockt werden konnten. Ein großer Teil der Intensivbetten befindet sich in den kleinen Häusern mit weniger als 200 Betten, nämlich 14 Prozent. Das wären also ausgerechnet die Häuser, die man hätte schließen wollen, wenn es nach der Studie ginge. Außerdem hatten vor allem die kleinen Häuser überhaupt Kapazitäten frei. Mit der Größe des Krankenhauses steigt der Auslastungsgrad der Intensivbetten. Je größer ein Haus, desto mehr werden die Intensivbetten belegt, einfach wegen der Vielzahl der OPs und der großen Notaufnahmen. Bei unter 50 Betten beträgt der Nutzungsgrad knapp 50 Prozent, die Hälfte der Intensivbetten steht also umsonst da. Bei unter 200 Betten erreicht der Nutzungsgrad 70 Prozent und in den großen Einheiten mit über 800 Betten 83 Prozent.[34] An sich ist diese Verteilung ja ein Argument für die Schließung der kleinen Krankenhäuser. Doch als es darum ging, Covid-19-Patienten zu versorgen, bewährten sich die dezentrale Struktur und die prinzipielle Leistungsfähigkeit der kleinen Häuser. Sie übernahmen einen erheblichen Teil der intensivmedizinischen Versorgung, was wiederum auch den Patienten in den großen Krankenhäusern zugutekam, die nicht an Covid-19, sondern an anderen Krankheiten litten. Die gab es ja auch noch, selbst wenn im Frühjahr 2020 alle Welt nur auf die Pandemiebetroffenen starrte.

Die Möglichkeit, die Intensivversorgung so umfassend auszudehnen, hat zweifellos – neben anderen Faktoren wie Durchschnittsalter etc. – zu der relativ niedrigen Sterberate in Deutschland beigetragen. In Spanien und Italien sah die Sache ganz anders, dort gab es viel zu wenig Intensivbetten. Auch in den USA übrigens, die zwar rein zahlenmäßig bei den Intensivbetten besser aussehen als Südeuropa. Aber die knapp 26 Intensivbetten, die pro 100 000 Einwohner vorhanden sind, stehen längst nicht alle für die Normalverbraucher zur Verfügung. Viele Amerikaner haben keine Krankenversicherung, sie könnten sich im Notfall gar keine aufwendige Intensivbehandlung leisten, weil sie sie aus der eigenen Tasche bezahlen müssten. Ein paar Tage auf der Intensivstation summieren sich schnell zu einigen zigtausend Dollar, das ist für die meisten nicht zu stemmen. Auch aus diesem Grund sinkt die Beanspruchung dieser Betten.

Beatmung nach Vergütung

In Deutschland sind nahezu alle Menschen krankenversichert, und die Krankenkassen übernehmen die Kosten für eine Intensivversorgung. Das ist gut. Es ist aber, in Verbindung mit der Vergütung nach Fallpauschalen, unter Umständen auch schlecht. Denn mit Intensivbetten nebst Beatmungsmöglichkeit lässt sich für ein Krankenhaus auch in normalen Zeiten ohne Corona gutes Geld verdienen. Krankenhäuser beatmen ihre Patienten daher länger als unbedingt nötig. Die Honorierung erfolgt nach Stunden. Eine Grenze in der Vergütungsstaffelung beträgt 94 Stunden. Ab der 95. Stunde gibt es deutlich mehr Honorar. Die Folge ist, dass nicht sehr viele Patienten 94 Stunden beatmet werden, sondern eher ein paar Stunden mehr. «Mit künstlicher Beatmung wird richtig viel Geld gemacht. Das ist ein Fehlanreiz des Fallpauschalensystems ... Wir stehen in der Corona-Krise relativ gut da, weil wir diese Fehlanreize zugelassen und heute viele Beatmungsbetten haben. Das ist pervers, aber das ist so», sagt der Gesundheitsökonom Jürgen Wasem.[35]

Die privaten Krankenhäuser weisen übrigens im Vergleich mehr Intensivbetten auf als andere, rund 19 Prozent des Normalbestands sind dort vorhanden. Dabei behandeln sie nur 17 Prozent aller Patienten.[36] Uwe Janssens, Präsident der Deutschen interdisziplinären Vereinigung für Intensiv- und Notfallmedizin (Divi), meint, dass die privaten Krankenhausketten noch mehr als andere auf die Wirtschaftlichkeit ihrer Häuser achten und daran interessiert seien, viele Patienten intensivmedizinisch zu betreuen. «Die Kliniken bringen gute medizinische Leistungen, aber sie sind stark an ihrer Marke orientiert und bedienen Bereiche, die ihnen gute Erlöse versprechen.»[37]

Wie ich eingangs sagte: Das Krankenhaussystem ist voller Widersprüche. Man kann sie «pervers» nennen oder anders. Auf jeden Fall gilt es festzuhalten, dass zumindest einmal, nämlich während der Corona-Krise, die ökonomische Ausrichtung und tendenzielle Überversorgung des Krankenhauswesens positive Effekte zeitigte, weil wir in Deutschland mehr Krankenhauskapazitäten und Intensivbetten hatten als andere Länder. Und mehr, als wir in der Krise benötigten. Ein nicht geringer Teil der Intensivbetten blieb ja unbelegt. Ob dieser eine kurzfristige Vorteil aber alles andere wert ist? Ich habe meine Zweifel. Denn das medizinische Leben besteht nicht aus Ausnahmesituationen, sondern aus dem Alltag. Und da ist dieser dauernde Gewinndruck, der uns zu medizinisch nicht immer notwendigen Handlungen treibt, einfach nur übel. Weil er zu falschen Strategien führt und oftmals die Gesundheit der Betroffenen gefährdet.

Zuweiser: Woher wir die Patienten bekommen

Eine besondere Blüte der marktwirtschaftlichen Orientierung der Krankenhausmedizin ist für meine Begriffe die Zuweiserpflege. Laien kennen das Wort in der Regel nicht. Es bedeutet salopp formuliert: Wir müssen den niedergelassenen und anderen Fachärzten um den Bart gehen, damit sie ihre Patienten zu uns schicken, also uns zuweisen und nicht einem anderen Krankenhaus. Wir brauchen ja Fallzahlen. Prinzipiell gilt die freie Krankenhauswahl für Patienten, in Notfällen ebenso wie bei geplanten Eingriffen. Eingeschränkt wird sie für gesetzlich Versicherte nur dadurch, dass das gewählte Krankenhaus für die erforderliche Therapie zugelassen sein muss. Die Krankenkassen übernehmen außerdem keine Mehrkosten, etwa für die Fahrt, falls das gewünschte Krankenhaus weiter entfernt ist. Zusatzversicherungen der Patienten erweitern den Spielraum möglicherweise, und in Großstädten gibt es sowieso eine gewisse Bandbreite der in Frage kommenden Kliniken. Der Patient muss also nicht das Krankenhaus nehmen, das der Arzt auf die Überweisung schreibt. Aber in der Praxis spielen die Haus- und Fachärzte bei der Entscheidung, in welches Krankenhaus ein Patient gehen soll oder will, eine sehr große Rolle. Der Arzt berät außerdem seinen Patienten, er hilft ihm bei der Entscheidung für ein bestimmtes Haus. «Sehen Sie mal, Herr Meyer, dieses Krankenhaus ist zwar näher an Ihrer Wohnung und Ihre Frau muss nur zehn Minuten mit der Bahn fahren, um sie zu besuchen. Aber jenes Krankenhaus hier, mit dem habe ich sehr gute Erfahrungen gemacht. Die haben wirklich kompetente Ärzte und sind sehr erfahren ... Ich habe von den Patienten, die dort behandelt wurden, immer nur Gutes gehört. Und so weit ist der Weg dorthin auch nicht.» Normalerweise ist der Patient sehr dankbar für solche Ratschläge. Er vertraut dem Arzt ja. Ob der Arzt seines Vertrauens würdig ist und welche Motive letztlich hinter seiner Empfehlung stecken, kann er allerdings kaum beurteilen. Da ein Arzt diesen großen Einfluss hat, bedeutet es eben für viele Kliniken, dass sie sich um die Zuweiser sehr intensiv kümmern müssen, sonst werden sie womöglich nicht von ihnen berücksichtigt. Die Krankenhäuser stehen häufig ja im Wettbewerb miteinander, da muss sich jedes einzelne ins Zeug legen, um bei den Zuweisern gut dazustehen.

Der Gesundheitswissenschaftler Michael L. Bienert hat es in seinem Aufsatz über «professionelles Zuweisermarketing», so der Titel des Textes, auf eine sehr deutliche Weise auf den Punkt gebracht: «Medizinische Top-Leistungen und eine hervorragende Behandlungsqualität zählen zweifellos zu den fundamentalen Faktoren, die die Attraktivität und das Renommee einer Klinik begründen. Dennoch basiert der Erfolg eines Krankenhauses schon lange nicht mehr allein auf der Qualität der medizinischen Leistungen, die an den Patienten

– und um sie herum – erbracht werden. Immer wichtiger wird vielmehr das hinter den Leistungen stehende Strategiekonzept: unter anderem also die Positionierung im Markt, die Differenzierung von Wettbewerbern – und nicht zuletzt die gezielte Lenkung, Dosierung und Veredelung der Patientenströme im Klinikvorfeld.»[38] Klar, der Autor ist kein Mediziner, sondern er beschäftigt sich mit den betriebswirtschaftlichen Aspekten des Gesundheitswesens. Und es sind auch nur einige Sätze aus einem mehrseitigen Aufsatz. Dennoch finde ich die Sprache erstaunlich, um nicht zu sagen bestürzend. Es ist die unverhüllte Sprache der Ökonomie und des Marketings.

Die Beteiligten, soweit sie überhaupt genannt werden, sind reduziert auf ihre Funktion im System. Patienten kommen nur als Objekte vor, an denen Leistungen erbracht werden, oder als «Ströme», die dosiert werden müssen. Ärzte werden gar nicht erwähnt, nur als Leistungserbringer bzw. Lieferanten von Behandlungsqualität. Die Veredelung der Patientenströme im Klinikvorfeld als Strategie eines Krankenhauses weist auf die «Quelle» hin, aus der die Ströme fließen, nämlich die Zuweiser. Das sind die allgemeinen Ärzte und die Fachärzte, die ihre Patienten ins Krankenhaus einweisen. Aus der Sicht eines Krankenhausmanagers tragen vor allem diejenigen Ärzte zur Veredelung der Ströme bei, deren Patientenstamm einen hohen Anteil an Privatversicherten umfasst.

Mehr Marketing bringt mehr Patienten
Ich habe die Passage oben zitiert, um zu verdeutlichen, wie sehr die Marktwirtschaft und Produktorientierung auf das Wesen der Medizin übergegriffen hat. Der Autor benutzt keine ordinäre oder absichtlich herabwürdigende Sprache.

Vielmehr handelt es sich um Formulierungen, die er in einem wissenschaftlichen Werk für angemessen hält und mit denen er einen Beitrag zum Funktionieren der medizinischen Versorgung erbringen will. Was vor allem unangenehm auffällt: Menschen oder menschliche Bedürfnisse kommen in dem Abschnitt nicht vor. Nur Top-Leistungen, Wettbewerber, Positionierung usw. Man kann sich schaudernd abwenden, aber damit ist das Phänomen nicht aus der Welt. Und was in dem Zitat als Strategie empfohlen wird, ist für die Geschäftsführung der Kliniken ja längst Realität und damit ebenso für uns Ärzte. Das alles könnte man jedoch noch viel professioneller gestalten, dafür wirbt schließlich der Aufsatz. Aber bereits so, in dem aus strategischer Sicht noch nicht optimalen, gleichwohl steigerungsfähigen Zustand, gibt es bizarre Auswüchse beim Kampf um die Zuweiser.

In der Klinik in Bremen, in der ich arbeite, stehen wir glücklicherweise nicht unter Druck, weil wir die Einzigen in der Region sind, die Herz-OPs durchführen. Zuweiserpflege spielt daher keine besondere Rolle. Wir sind für Herzpatienten im weiteren Umkreis die natürliche Wahl. Aus meiner Erfahrung an früheren Arbeitsstellen und von Kollegen weiß ich jedoch, dass die Zuweiserpflege extrem bedeutend ist, gerade wenn es mehrere Kliniken am Ort gibt, die dieselben Leistungen anbieten, also im Wettbewerb miteinander stehen.

Für Zuweiser rollt man immer den roten Teppich aus. Man bewirbt sich regelrecht bei ihnen. Besonders wichtig für Herzchirurgen sind die Internisten, die Hausärzte und natürlich die Kardiologen – nicht unbedingt die kleinen Praxen, die im Jahr vielleicht fünf oder zehn Patienten überweisen, sondern die großen, die hundert oder mehr in die Kliniken schicken. Das heißt, der Chefarzt oder seine Vertreter oder ein Oberarzt, der speziell für die Zuweiserpflege zuständig ist, besuchen den potenziellen Zuweiser regelmäßig, laden ihn zu Vorträgen ein, zu Klinikrundgängen, Präsentationen des Hauses und Veranstaltungen aller Art, bieten eventuell auch Fortbildungen für die Praxismitarbeiter an und was sonst noch förderlich sein kann. Sie versuchen, sich in jeder nur denkbaren Hinsicht zu profilieren und als kompetenter, zuverlässiger und angenehmer Partner darzustellen, sodass die Zuweisungen ganz geschmeidig an die einzig richtige Adresse erfolgen, nämlich das eigene Haus.

Auch ein umfangreicher praktisch-mentaler Service gehört dazu. Wenn eine große kardiologische Praxis ihren Patienten schickt, dann versorgen die Ärztinnen und Ärzte der Herzchirurgie den Praxis-Chef oder den zuständigen Arzt unaufgefordert mit Informationen. Der Operateur selbst ruft nach einem Eingriff beim Zuweiser an und gibt den Stand durch, schreibt außerdem persönlich einen OP-Bericht. Er informiert den Arzt, wenn die Patientin oder der Patient entlassen wurde, und vereinbart, dass er selbst, der Zuweiser, die neue Herzklappe nach sechs Monaten kontrolliert und nicht das Krankenhaus. Das heißt, wir verzichten auf Honorar, damit der Zuweiser abrechnen kann. Das sind überzeugende und notwendige Gesten, die die Freundschaft von Zuweiser und Klinik erhalten.

Für Zuweiser alles ermöglichen
Wenn ein Zuweiser auf der Station anruft und einen ungeplanten Patienten unterbringen will, macht man das selbstredend möglich. Vor allem, wenn er einen Privatpatienten vermittelt. Denn Privatpatienten kann man viel besser abrechnen als die

gesetzlich Versicherten. Und jeder Arzt auf jeder Station kann Punkte beim Chef machen, wenn er zu höheren Fallzahlen beiträgt, also dafür sorgt, dass die Betten und OP-Säle möglichst ausgelastet sind. Wenn sich also ein Zuweiser meldet und sagt: «Hören Sie, ich habe hier einen Patienten, ist kein Notfall, aber es wäre trotzdem besser, wenn er heute Abend noch bei Ihnen aufgenommen wird», dann antwortet man wie ein dankbarer Diener: «Natürlich, lieber Herr Kollege, gar kein Problem.» Das sagt man selbstverständlich auch dann, wenn es in Wahrheit ein großes Problem gibt. Zum Beispiel wenn kein Bett mehr frei ist, weil mehrere Zimmer aufgrund von Pflegekräftemangel vorübergehend geschlossen werden mussten. Aber ein Zuweiser darf nicht verärgert werden. Deshalb erübrigt sich jede Debatte. Außerdem hat der Chef mit dem Arzt als besonderen Bestandteil der Zuweiserpflege vereinbart, dass er jederzeit Patienten schicken darf. Dagegen ist nichts zu machen, und es muss unbedingt verhindert werden, dass er sich womöglich an das nächste Krankenhaus wendet, und das nicht nur bei diesem Fall, sondern bei den zukünftigen ebenso.

Man macht daher ein Bett frei. Der Assistent, der vielleicht 50 oder in einem großen Haus auch bis zu 100 Patienten betreut, muss sich nun nicht als Arzt, sondern erst mal als Manager bewähren. Er ruft also auf anderen Stationen an. «Hört mal, wir sind voll, aber ich muss unbedingt noch jemanden unterbringen. Ist Chefsache. Könnt ihr den ausnahmsweise nehmen? Wenigstens eine Nacht. Wir holen ihn morgen zu uns zurück, versprochen.» Das versucht man auf zwei oder drei Stationen, bis es klappt und einer zusagt. So kann es sein, dass ein Patient der Herzchirurgie auf der Gynäkologischen landet. Vielleicht ist es gar nicht der Neuankömmling, sondern ein anderer, der geplanterweise schon am Vormittag eingewiesen wurde und jetzt eben umziehen muss. Wenn es kein wirklich dringender Fall ist, kann man das noch irgendwie hinnehmen. Wenn der Patient aber etwas Akutes hat, ist es nicht so einfach. Die Schwestern in der Gynäkologie haben wenig oder keine Erfahrung mit Herzkranken, wissen also nicht, worauf zu achten ist und was normal ist oder ein Alarmzeichen sein könnte. Also schließt der Assistent das Gespräch mit dem Angebot ab: «Und ihr könnt mich jederzeit anrufen, gar kein Problem.» Damit weiß er auch schon, dass die Nacht für ihn vorbei ist.

Noch schwieriger wird es, wenn der Zuweiser einen dringenden Fall schickt, aber bereits sechs dringende Fälle auf der Station liegen. Wie soll man da noch eine zusätzliche OP einschieben? Wäre es für den Patienten nicht besser, wenn er in ein anderes Krankenhaus käme, das noch Kapazitäten frei hat und ihn zuverlässig am nächsten Tag operieren kann? Wenn man als Arzt so denkt ... muss man es sich verbieten. Schließlich stammt der Patient von einem wichtigen Zuweiser. Also kommt er in die Warteschleife. Im Jargon der Station heißt das: «Wir frieren ihn ein.» Und dann nutzt man das bisschen gewonnene Zeit, um hin und her zu arrangieren, neu zu organisieren, zu telefonieren, zu reden und zu jonglieren, damit man alles unter einen Hut bekommt.

Am nächsten Tag stehen sechs Operationen auf dem Plan, in zwei Runden oder Schichten. In Saal 1 und 2 sind in der ersten Runde die Privatpatienten dran. Dann die Kassenpatienten. In Saal 3 steht ein Kassenpatient für die erste Runde auf der Liste, den verschiebt man auf später, zieht dafür den unerwartet eingelieferten Privatpatienten des Zuweisers vor. Es laufen also drei Operationen in drei Sälen gleichzeitig. Nebenbei angemerkt: Weil die Privatpatienten Anspruch auf Chefarztbehandlung haben, werden offiziell alle vom Chef operiert.

Auch wenn das physisch-praktisch gar nicht möglich ist. Aber bei der Abrechnung ist es auf jeden Fall möglich und auch erlaubt. Die beiden Patienten, die nicht vom Chefarzt behandelt werden, müssen nicht unbedingt das schlechtere Los gezogen haben. Der Chef ist nicht immer der beste Operateur.

Wie auch immer: Auf jeden Fall hat das Team einen Kassenpatienten nach hinten geschoben, weil es aufgrund der Zuweiserpflege und -politik einen Patienten zusätzlich aufgenommen hat, obwohl keine Kapazitäten zur Verfügung standen. Aber: Man hat sich dem Zuweiser gegenüber als zuverlässig erwiesen und außerdem Anspruch auf die Pauschale für eine weitere OP, die nicht auf dem Plan stand. Das OP-Team hat halt einen Fall mehr zu bewältigen, und der verschobene Kassenpatient muss sich eben noch ein bisschen gedulden. Käme zwischendrin noch ein Notfall, dann wird auf jeden Fall ein Kassenpatient abgesetzt, kein Privatpatient. Es kann auch vorkommen, dass ein Notfall, etwa für eine Bypass-OP, aufgenommen, aber nicht sofort operiert wird, weil der geplante Privatpatient des Chefarztes nicht verschoben werden soll. Vielleicht trägt der Kassenpatient keinen Schaden davon, aber es könnte kritisch werden. Es wurde eine Entscheidung getroffen, die nicht medizinisch begründet war, sondern rein politisch-wirtschaftlich. Das ist schlecht. Das geht gegen unsere Grundsätze und verstößt gegen die Freiheit unseres Berufs.

Machen, was geht
Herzchirurgie ist ein gutes Geschäft. Daher haben wir auch so viele bzw. zu viele Herzzentren, und daher führen wir sehr viele Eingriffe am Herzen durch. Im Jahr 2019 wurden hierzulande rund 100 000 herzchirurgische Eingriffe durchgeführt. Die

Zahl der Herzklappen-OPs nimmt zu.[39] Grund dafür ist, dass mittlerweile die interventionelle Aortenklappenversorgung (TAVI) sehr attraktiv ist. Es handelt sich um den minimal-invasiven Ersatz der Aortenklappe. Patienten, die früher abgelehnt wurden, etwa aufgrund ihres Alters, werden inzwischen mit TAVI versorgt. Eine TAVI-OP bringt über 32 000 Euro, die Verwendung einer klassischen Herzklappe deutlich weniger. Mittlerweile werden sehr viel mehr TAVI eingesetzt als mechanische Klappen – Deutschland gehört zu den TAVI-Weltmeistern, wie die *Süddeutsche Zeitung* meint.[40]

35 000 Bypass-OPs finden jedes Jahr statt. Für jede kann man 13 000 bis 14 000 Euro abrechnen. Wird ein Kombinationseingriff daraus, geht das Honorar auf 18 000 bis 20 000 Euro hoch. Das rechnet sich für eine Klinik. So braucht man sich nicht zu wundern, dass von 2008 bis 2018 die operativen Eingriffe am Herzen um 10 Prozent zunahmen![41] Sicher spielt die demographische Struktur bei dieser Zunahme eine gewichtige Rolle. Der Anteil der älteren Personen an der Bevölkerung steigt, dementsprechend auch die Herzprobleme. Doch eine Veränderung der OP-Zahlen um 10 Prozent scheint mir durch die Altersstruktur nicht gedeckt, so schnell verändert die sich nicht derart gravierend.

Unter diesen Umständen wächst die Macht der Zuweiser für die Herzchirurgie weiter an. Und auch sie tragen dazu bei, dass wir, wie schon erwähnt, im internationalen Vergleich die höchste Zahl von Untersuchungen der Herzkranzarterien aufweisen.[42] Woran man sieht: Der Markt schafft sich einen Großteil seiner Patienten, nicht die Krankheit.

Besonders clever: Medizinische Versorgungszentren

Der Fortschritt bringt Spezialisierung, die medizinischen Fachgebiete werden immer mehr, das jeweilige Gebiet selbst immer kleiner. Eine Folge davon ist, dass vor allem für die ambulante Behandlung Medizinische Versorgungszentren (MVZ) entstehen. Hier schließen sich Mediziner unterschiedlicher Disziplinen zusammen. Angelehnt ist das Modell an die Polikliniken der DDR. Aber die Voraussetzungen heute sind natürlich vollkommen andere, schon was die wirtschaftliche Orientierung angeht.

Ein MVZ gleicht einer Firma, meist handelt es sich um eine GmbH, oder die Gründer stammen direkt aus den Reihen medizinischer Konzerne. Knapp die Hälfte der MVZ sind Gründungen eines Krankenhauses.[43] Es lassen sich damit Kosten sparen, etwa bei der Verwaltung oder auch beim Personal. Wenn sich eine Bürokraft für einen Arzt nicht rechnet, ist sie für zwei Ärzte aber gerade richtig. Das Schlagwort dafür lautet «Synergieeffekte».

Der Gesetzgeber begrüßte diese Entwicklung, weil er sich davon eine bessere Versorgung von ländlichen Gebieten und strukturschwachen Regionen erhoffte. Seit 2015 sind auch sogenannte Mono-MVZ erlaubt, das heißt, es kombinieren sich nicht verschiedene Fachrichtungen, sondern es schließen sich mehrere Mediziner einer Fachgruppe in einer Einrichtung zusammen. Als Patient kennt man beispielsweise große Laborgemeinschaften, radiologische oder auch zahnärztliche Zentren.

Das Geschäftsmodell ist erfolgreich. Zum Stichtag 31. Dezember 2018 existierten 3173 MVZ. Ein Jahr zuvor waren es 2821, innerhalb eines Jahres ist also ein Zuwachs von 12,5 Prozent zu verzeichnen. Knapp 20 000 Ärzte sind in den MVZ tätig, die sich überwiegend in Ballungszentren und Großstädten ansiedeln.[44] Dass also die ländlichen Gebiete dadurch besser versorgt würden, kann man nicht sagen. Stattdessen erkennt man eine zunehmende Konzernaktivität. Die großen Unternehmen beteiligen sich intensiv an der Vermehrung der MVZ, sei es über die Krankenhäuser, die ihnen gehören, oder auf anderen Wegen.

Warum machen sie das? Unter anderem um die Zuweisung noch besser beeinflussen zu können. Es ist ja klar, dass ein Arzt in einem MVZ seine Patienten nicht in ein Krankenhaus schickt, das einem anderen Unternehmen gehört, sondern eher in eins, das Teil des eigenen Konzerns ist. Und womöglich ist das MVZ auch räumlich sogar in oder zumindest an der Klinik angesiedelt. Das heißt, die Konzerne schaffen sich ihre Zuweiser selbst. Sie brauchen dann nicht mehr die aufwendige Zuweiserpflege mit Veranstaltungen und allem Drum und Dran zu betreiben. Wirtschaftlich gesprochen sind sie nun an der gesamten Wertschöpfungskette beteiligt bzw. ihnen gehört diese Wertschöpfungskette.

Kommerzialisierung und die Interessen von Investoren

Die Versammlung der Ärztekammer Nordrhein hat am 7. September 2019 eine Entschließung gefasst, in der sie die zunehmende Kommerzialisierung und Beteiligung von Finanzinvestoren scharf kritisiert und Abhilfe fordert. Die Kammer weist auf Entwicklungen hin, die weder im Interesse des Gesetzgebers noch der Patienten seien. So seien beispielsweise im Gebiet Nordrhein knapp 36 Prozent der nephrologischen Sitze, also der Nierenspezialisten, in MVZ angesiedelt, die ausschließlich von Konzernen betrieben werden. Noch extremer ist es bei den Strahlentherapeuten. Da befinden sich über 62 Prozent aller Sitze in MVZ. Und ein einziges Unternehmen hält 15 Prozent der Sitze.[45]

Offiziell darf natürlich keine Konzernleitung ihren Ärztinnen und Ärzten sagen, wie sie ihre Tätigkeit ausführen sollen. Aber wie soll man sich das praktisch vorstellen? Selbstverständlich wird sich der ökonomische Leistungsdruck bemerkbar machen, wie in jedem anderen gewinnorientierten Unternehmen auch. Ein Kollege von mir meint: «Die kaufen sich die Ärzte.» Das ist vielleicht ein bisschen scharf formuliert, aber ganz unrecht hat er nicht. Wie frei kann die Entscheidung eines Arztes noch sein, wenn er in diesem Geflecht von Abhängigkeiten und Verpflichtungen steckt? Der Patient durchblickt das mit Sicherheit nicht.

Das Bundesverband Medizinische Versorgungszentren sieht naturgemäß keine Probleme. Er argumentiert mit veralteten Zahlen (aus dem Jahr 2011) und einer lustigen Wortwahl: «Insgesamt machen MVZ die Versorgungslandschaft bunter und bieten damit ein Innovationspotenzial, auf das vor dem Hintergrund der chronischen Unterfinanzierung der Gesundheitsversorgung kaum verzichtet werden kann.»[46] Mir dagegen erscheint das Bunte ziemlich monochrom, auch wenn man bedenkt, dass von den knapp 20 000 Ärzten in MVZ über 18 000 als Angestellte arbeiten. Nur der verschwindende Rest von gut 1600 sind Vertragsärzte, also solche, die einen eigenen Kassensitz haben und damit etwas unabhängiger in ihrer Existenz sind, somit auch freier entscheiden können. Bei den Krankenhaus-MVZ gibt es so gut wie keine Vertragsärzte.[47]

Frei nach Grimm: Die Guten ins Töpfchen, die Schlechten in die Kommune

Intensivbetten, Herzchirurgie, Radiologie und noch einige weitere Fachabteilungen können gut abgerechnet werden. Kinderklinik und Gynäkologie hingegen sind schlechte Fachgebiete, das heißt, man kann mit ihnen nichts verdienen, weil die Behandlungen über die Fallkostenpauschale nur gering vergütet werden. Ein Kommune ist aber verpflichtet, im Rahmen der Daseinsfürsorge auch diese Leistungen vorzuhalten.

Kinder zu behandeln ist aufwendig. Man kann nicht einfach ans Bett treten und irgendeine Untersuchung durchführen. Zu Kindern muss man noch intensiver als bei Erwachsenen eine vertrauensvolle Beziehung herstellen, damit überhaupt eine Diagnose möglich ist. Der behandelnde Arzt muss sich auf das Kind einlassen, eine Sprache finden, die es versteht – und dann wiederum die Antworten, die das Kind in seiner Sprache formuliert, interpretieren.

Das braucht Zeit, sehr viel Zeit. Eine Dreijährige zu befragen, wann und wo es wie weh tut – das dauert. Sie kann nicht differenzieren oder präzise Antwort geben wie: «Immer nach dem Mittagessen, vor allem wenn ich vorher nicht auf der Toilette war, sticht es in der rechten oberen Bauchregion.» Der Arzt muss sich mühsam an die genaue Beschreibung der Symptome und an die Krankheit herantasten, Formulierungshilfen anbieten, ohne die Antworten des kleinen Mädchens in eine bestimmte Richtung zu beeinflussen, Zwischenschritte und Abschweifungen zulassen. Der personelle und zeitliche Mehraufwand gegenüber der Behandlung von Erwachsenen ist enorm. Die Personalkosten in Kinderkliniken liegen rund

30 Prozent höher als die in der Erwachsenenmedizin und betragen rund 85 Prozent der Gesamtkosten.[48]

Bei der Therapie ist es genauso. Einem Kind eine Spritze zu setzen oder einen Katheter zu legen, braucht psychologischen Einsatz, spielerisches Herangehen oder auch wiederholte Aufklärung in einfachen Worten. Dazu kommen die ausführlichen Gespräche mit den Angehörigen, die alles ganz genau wissen wollen und sich Sorgen machen. Was erhält der Arzt dafür? Für eine Beratung zu Impfungen allgemein zum Beispiel 4 Euro, für eine Impfung gegen Diphtherie 7,71 Euro.[49] 4 Euro für eine Erläuterung, die gut und gern eine Viertelstunde in Anspruch nehmen kann.

Eine weitere «Spezialität» verteuert die Kinderheilkunde in den Kliniken: Sie ist sehr häufig Notfallmedizin. Ein großer Anteil der Erkrankungen tritt kaum vorhersehbar auf, ist auch von saisonal-epidemischen Schwankungen geprägt. Das bedeutet, dass rund 80 Prozent der Leistungen nicht planbar sind und die Vorhaltekosten entsprechend in die Höhe treiben. Sie machen rund 40 Prozent der Fixkosten aus, in den Erwachsenenstationen liegen sie bei rund 25 Prozent.[50]

Verlustbringer zu den Kommunen

Marktwirtschaftlich gesehen sind Kinder also ein Verlustgeschäft, und tatsächlich machen auch alle Kinder-Unikliniken Verluste. Trotzdem müssen und wollen wir Kinder behandeln. Aber wer tut das noch? Vor allem die kommunalen Krankenhäuser. Sie sind dazu verpflichtet, als Teil der Daseinsfürsorge auch Kinder zu behandeln. Ein Stadtoberhaupt muss für alle Bürger sorgen, auch für die ganz kleinen. Eine Klinik, die von einem privaten Konzern geführt wird, braucht das nicht unbedingt zu tun. Sie kann sich teure, verlustbringende Abteilungen sparen, also etwa Kinder- oder auch Geburtsstationen. Geburten lassen sich nicht bis ins Letzte planen. Ein Kreißsaal mit Personal muss daher 24 Stunden in Bereitschaft sein, egal ob letztlich eine Geburt stattfindet oder nicht. Man kann sich vorstellen, dass so eine Leistung die Bilanz jedes Krankenhauses verhagelt. Aber die kommunalen Einrichtungen haben keine Wahl, sie müssen diese Versorgung «anbieten», machen also mit Sicherheit Verluste. Die Privaten können alles weglassen, was sich nicht rechnet, und sich auf die «guten», finanziell attraktiven Krankheiten spezialisieren.

Lukrative Fachgebiete wie die oben genannten stehen im Zentrum des Interesses der privaten Träger, hier wird investiert und angeboten. Das wiederum bedeutet, dass für die kommunalen Krankenhäuser davon nicht genug übrig bleibt und die Mischkalkulationen nicht mehr aufgehen. Eine prinzipiell wirtschaftlich interessante Abteilung wie etwa Radiologie bekommt nicht mehr genügend Patienten, um den Verlustbringer Kinderklinik mitzufinanzieren.

Permanente Verluste verursachen beispielsweise auch Diabeteskranke. Eine Folge von Diabetes sind häufig chronische Entzündungen, etwa des Fußes. Eine Wundbehandlung ist zwar möglich, sie erfordert aber viele einzelne Schritte und dauert sehr lang. Die Behandlung und Begleitung eines Patienten rentiert sich für ein Krankenhaus nur im günstigsten Falle bzw. gar nicht. Mit der Amputation des Beins hingegen lässt sich Geld verdienen. Sie ist deutlich besser dotiert. Dass diese «Therapie» für den Patienten gravierende Folgen hat, liegt auf der Hand. Die Lebensqualität ist eingeschränkt, und die Fünf-Jahres-Überlebenswahrscheinlichkeit liegt, wie bei manchen Krebserkrankungen, nur bei 50 Prozent.

Außerdem hat eine solche Amputation auch langfristige Konsequenzen für die Krankenkassen und das Gemeinwesen. Ein Mensch mit Amputation wird auf Dauer Unterstützung benötigen, seiner Arbeit nur eingeschränkt oder gar nicht mehr nachgehen können und entsprechende Renten beziehen. Es würde sich also für die Gemeinschaft «rechnen», wenn man Amputationen vermeiden könnte. Rund 40 000 sind es pro Jahr. Aber: «Bislang ist es hierzulande ökonomisch attraktiver, eine Amputation durchzuführen, als Zeit und Ressourcen in den Erhalt der Extremität zu investieren», kritisiert Ralf Lobmann, Direktor der Klinik für Endokrinologie, Diabetologie und Geriatrie am Klinikum Stuttgart.[51]

Ein wahres Groschengrab für die kommunalen Träger ist die Notfallversorgung. Im Schnitt erhält das Krankenhaus rund 50 Euro pro Fall. Das rechnet sich nicht hinten und nicht vorn. In der Dokumentation *Der marktgerechte Patient* führt der Oberbürgermeister von München, Dieter Reiter, aus: «Die Fallpauschalen und die Änderungen sowohl der gesetzlichen Grundlage als auch des Vorgehens der Krankenkassen haben dazu geführt, dass wir zwangsläufig defizitäre Handlungen haben. Wenn Sie sich vorstellen, wir wissen quasi bei jedem Verletzten, der in die Notfallaufnahme geht, schon wenn er die Tür aufmacht, dass wir jetzt wieder ein Stück Minus schreiben ... In der Notfallversorgung ist es Wahnsinn, dass wir hier 24 Stunden 7 Tage die Woche da sind und dann mit jedem Einzelnen zwangläufig Minus machen.»[52]

Wenn die Menschen eine geplante OP vorhaben, suchen sie eine der privaten Kliniken auf – weil es da ruhiger zugeht, das Mobiliar nicht so verkratzt ist wie im städtischen Krankenhaus und die Fachärzte noch spezialisierter, also kompetenter wirken. Doch wenn es abends oder am Wochenende irgendwo kneift, dann nehmen sie die Notaufnahme der städtischen Klinik in Anspruch. Und treiben deren Verluste in die Höhe.

Noch einmal zu München, stellvertretend für andere Städte: Außer den Universitätskliniken, die vom Freistaat Bayern betrieben werden, der städtischen München-Klinik und einem Kinderkrankenhaus gibt es knapp 40 privat betriebene Krankenhäuser in der Stadt. Die konzentrieren sich auf die attraktiv vergüteten Behandlungsbereiche. Die Notfallversorgung sowie die Kindermedizin und andere Verlustbringer bleiben für die Stadt. Und die hat dann die «Arschkarte, während andere verdienen», wie es Peter Hoffmann vom Verein demokratischer Ärztinnen und Ärzte auf einer Podiumsdiskussion Ende Januar 2020 drastisch ausdrückte.[53] Es erscheint mir skandalös, dass sich eine reiche Stadt wie München in der Erfüllung ihrer Aufgaben quasi permanent Schaden zufügt und ein unausweichliches Minusgeschäft betreibt, andere sich hingegen die Rosinen rauspicken. Das widerspricht sowohl den Interessen der Patienten als auch der Bürger allgemein. Denn als Steuerzahler finanzieren sie dieses Minusgeschäft ja mit.

München ist kein Einzelfall. Im Freistaat Bayern schätzen zwei von drei Geschäftsführern, die von der Unternehmensberatung KPMG befragt wurden, das wirtschaftliche Überleben ihres Krankenhauses durch die Unterfinanzierung der Notfallversorgung als gefährdet ein.[54] In anderen Regionen sieht es nicht besser aus.

Darf's ein bisschen mehr sein?

Ein Effekt der zunehmenden Industrialisierung der Heilkunst ist die Zersplitterung der Fachgebiete, anders gesagt: die unglaubliche Spezialisierung, die wir erleben. In der Produktion mag es von Vorteil sein, sich auf bestimmte Segmente zu fokussieren, aber in der Medizin ist es schlecht. Die Gebiete, auf denen jemand Experte ist, werden immer kleiner. Beispiel Elektrophysiologie, das ist eine Überspezialisierung aus der Kardiologie. Die Elektrophysiologen beschäftigen sich ausschließlich mit den Rhythmusstörungen des Herzens, mit sonst nichts. Es gibt auch immer mehr Fachzusatzbezeichnungen, etwa «Handchirurgie» beim Orthopäden. Früher war der Orthopäde ein Allrounder, jetzt ist er Spezialist.

Das mag zwar vorteilhaft sein, wenn jemand ein ganz bestimmtes Problem hat, doch wenn es in der Allgemeinheit eher selten auftritt, kann man den Experten auch eher selten einsetzen. Außerdem sind gesundheitliche Probleme etwas Systemisches. Eine Krankheit oder eine Verletzung wirkt sich häufig auf viele Funktionen des Körpers aus, nicht nur an der Stelle, an der sie offensichtlich auftritt. Und die Behandlung muss immer einbeziehen, dass es Vorerkrankungen geben kann, die sich ebenfalls auf das akute Problem auswirken. Nötig ist also ein großer, weiträumiger Blick des Arztes. Praktisch verfügen jedoch immer weniger Mediziner darüber, ihr Blickwinkel wird immer schmaler. Es fehlen die Allrounder, die den Menschen sehen, nicht nur das Problem.

Die Einführung der Abrechnung nach Fallpauschalen hat sehr dazu beigetragen, dass die Entwicklung diese Richtung genommen hat. Denn Fakt ist, dass nur eine Leistung abgerechnet werden kann, die genau in das Fachgebiet des behandelnden Arztes fällt und von der jeweiligen Pauschale abgedeckt wird. Alles andere muss außen vor bleiben. Die Menschen, die ich behandele, sind in der Regel nicht mehr ganz jung. Sie haben nicht nur am Herzen ein Problem, sondern auch anderes wie eine Nieren- oder eine Leberstörung oder eine geschädigte Knochenstruktur. Dazu kann eine beginnende geistige Trübung kommen, etwa eine Demenz. Da braucht es einen extrem weiten medizinischen Blick, um die richtigen Entscheidungen zu treffen. Als Arzt werde ich aber geradezu gehindert, diesen Blick anzuwenden oder Konsequenzen aus bestimmten Erkenntnissen zu ziehen.

Fragmentierung der Leistungen

Wenn ich zum Beispiel einen älteren Patienten habe, der eine neue Herzklappe erhalten soll und bei dem ich einen auffälligen Befund in der Leber feststelle – dann kann ich dafür nichts unternehmen. Ich bin ja ausschließlich für die Herzchirurgie zuständig, ich darf nichts abrechnen, was internistisch wäre oder ein Fall für die Onkologie. Also erledige ich die Herz-OP und entlasse den Patienten nach sieben Tagen nach Hause. Natürlich empfehle ich ihm, dass er den auffälligen Befund abklären lassen sollte. Dann spricht er hoffentlich mit seinem Hausarzt darüber, der überweist ihn wieder ins Krankenhaus. Wir führen also eine erneute Aufnahmeprozedur durch. Und falls er stationär bleibt, später auch einen weiteren Entlassungsvorgang. Das ist wahnsinnig umständlich, zeitraubend und selbstverständlich kostentreibend. Es können Tage oder Wochen vergehen, bis er überhaupt einen Termin beim Hausarzt bekommt, der ihm die Überweisung ausstellt. Vielleicht vergisst der Betreffende es auch, sich darum zu kümmern.

Schließlich hat er gerade eine Herz-OP hinter sich und ist mit anderen Dingen beschäftigt.

Ich vergleiche dieses erzwungene Verfahren immer mit dem Vorgehen, wenn man ein Auto in die Werkstatt bringt. Ich will einen Reifenwechsel durchführen lassen. Der Mechaniker bemerkt, dass auch das vordere rechte Standlicht nicht funktioniert, und ein Ölwechsel wäre bald fällig. Also lasse ich alles zusammen erledigen, da ich nun schon mal da bin. Die defekten Teile oder wartungsbedürftigen Funktionen gehören ja schließlich alle zu meinem Wagen. Wenn der Mechaniker sagen würde: «Tut mir leid, ich bin nur für Reifenwechsel zuständig. Für das Standlicht fahren Sie bitte zu einer anderen Werkstatt, die auf Standlichtreparatur spezialisiert ist, und anschließend zum Ölwechselservice», dann würde ich mich doch fragen, ob mit dem Mann noch alles in Ordnung ist. Aber auf genau diese Weise machen wir es im Krankenhaus. Wir konzentrieren uns auf exakt unser Gebiet, weil wir nur für ein Gebiet eine Rechnung stellen dürfen. Für alles Weitere müssen weitere Maßnahmen ergriffen werden.

Das kostet nicht nur Geld (ich erinnere daran, dass die DRGs ja vor allem mit dem Argument der Kostensenkung eingeführt wurden!), sondern es ist auch ein starker Kommunikationsverlust mit diesem Verfahren verbunden. Wenn wir ganzheitlich arbeiten würden, hätten wir auch einen Internisten auf der Station der Herzchirurgie, den ich hinzuziehen könnte. Ich würde meinen unmittelbaren Eindruck schildern und ihm den auffälligen Befund erläutern. Er könnte die Sache sofort einordnen, und wir träfen gemeinsam eine Entscheidung, was dem Patienten zu empfehlen sei. Aber: Geht eben nicht. So schreibe ich in meinem Bericht, dass ich auf den ungewöhnlichen Befund in der Leber aufmerksam mache, der bald abgeklärt werden sollte. Das alles in der Standardformulierung, kurz und knapp, ich habe keine Zeit für ausführliche Beschreibungen, und der Arzt, der das Schreiben irgendwann mal in die Hand bekommt, hat keine Zeit für eine ausführliche Lektüre. So spreche ich also nicht direkt mit einem Kollegen, sondern drücke mich in Formeln aus. Ich erhalte keine unmittelbare Rückfrage, wir denken nicht gemeinsam darüber nach, was das Problem sein könnte. Jeder arbeitet für sich – wir handeln nicht gemeinsam, und schon gar nicht gemeinsam mit dem Patienten.

Diagnostik am laufenden Band

Zur kostentreibenden und schädlichen Überversorgung gehört meiner Ansicht nach auch die viele Diagnostik, die wir betreiben. Es geht ja beileibe nicht nur darum, Erkenntnisse zu gewinnen oder Fehler auszuschließen. Es geht auch um «Standards», um Absicherung und um scheinbar objektive Werte. Je spezialisierter wir werden, desto weniger haben wir Ärzte den Blick fürs Ganze und desto geringer werten wir selbst unsere eigenen Erfahrungen. Wir vertrauen uns selbst nicht mehr, sondern eher dem Laborwert oder dem bildgebenden Verfahren.

Ein Beispiel aus meinem Bereich: Nach einer Herz-OP erhalten die Patienten eine Drainage, eine Art Schlauch, worüber die Wundflüssigkeit aus dem Brustraum befördert wird. Tritt am zweiten Tag nach der OP nur noch wenig Wundsekret aus und fördert die Drainage auch keine Luft mehr, werden die Drainagen entfernt. Anschließend wird ein Röntgenbild vom Brustkorb durchgeführt, um eine Luftansammlung zwischen der Lunge und der Brustwand auszuschließen. Ist nämlich die Menge an Luft zwischen Lunge und Brustwand zu groß, hat der Patient nicht ausreichend Platz zum Atmen bzw. zum Entfalten der Lunge. Die meisten Patienten gehen am siebten Tag nach der Operation nach Hause. Zum Abschluss machen wir ein Röntgenbild vom stehenden Patienten. Bekommt der Patient in der Zwischenzeit Luftnot und vermuten wir eine Flüssigkeitsansammlung im Lungenraum oder eine Infektion in der Lunge, dann röntgen wir auch. Es könnte also sein, dass der Patient innerhalb weniger Tage dreimal oder noch öfter geröntgt wird, statt dass wir ihn klinisch untersuchen. Das ginge zum Beispiel mit einem Stethoskop. Die meisten Ärzte tragen ein Stethoskop bei sich und könnten mit geringem Aufwand die Brust abhören, Infektionen und vor allem Flüssigkeitsansammlungen lassen sich damit sehr gut identifizieren. Aber ich habe den Eindruck, dass die meisten dieses Instrument nur noch wenig benutzen und stattdessen den Patienten gleich zum Röntgen schicken. Die Kollegen und Kolleginnen handhaben es so, damit ihnen im Fall der Fälle ja keiner einen Vorwurf machen kann, dass sie irgendwas ausgelassen hätten. Dass der Patient unnötigen Strahlenbelastungen ausgesetzt wird ... das muss dagegen leider zurückstehen.

Eine andere Unsitte sind die zu allem und jedem ermittelten Laborwerte. Ein beliebter Satz im klinischen Alltag lautet: «Wir kontrollieren morgen noch mal die Laborwerte.» Sehr häufig denke ich mir, dass das nun wirklich nicht sein muss, weil der Patient gut aussieht, keine Temperatur hat, der Kreislauf stabil ist und die Schleimhäute rosig sind. Aber es wird gemacht, weil «wir das immer so machen» oder «sicherheitshalber». Für einen frisch Operierten ist es oft eine Quälerei, wenn ihm noch mal Blut abgenommen wird. Man entzieht ihm Hämoglobin, also den eisenhaltigen Proteinkomplex, der für die Sauerstoffbindung im Blut zuständig ist. Dabei könnte er jetzt im Heilungsprozess wirklich jeden Milliliter Blut gut gebrauchen. Manchmal muss man den Patienten auch noch für die Blutabnahme aufwecken, dabei wäre ein erholsamer Schlaf für ihn tausendmal mehr wert als irgendeine weitere Laborangabe.

Ich führe immer wieder Debatten mit Pflegekräften oder Kollegen, die – wie sie es gelernt haben – nach Vorschrift verfahren wollen und alle vier Stunden Bluttests durchführen wollen, um die Blutkreisanalyse zu erhalten. Ich schaue mir den Patienten an und sage: «Nein, das lassen wir mal besser. Der Blutdruck und Herzfrequenz sind in Ordnung, die Sauerstoffsättigung auch, die Nierenfunktion ist gut. Wozu brauchen wir ein Blutbild, was soll uns das darüber hinaus sagen?» Das sei Standard, höre ich dann. Ja, aber besser wäre, nicht nach Standard zu verfahren, sondern den Patienten in Ruhe zu lassen, statt ihn zweimal in der Nacht zu wecken.

Was den Standard generell angeht: Manchmal wird es damit übertrieben, an anderen Stellen fehlt er hingegen. Es gibt oft keine einheitlichen Qualitätsniveaus für bestimmte Untersuchungen im Vorfeld eines Eingriffs. In der Herzchirurgie beispielsweise benötigen wir häufig eine Echokardiographie, auch Schluckecho genannt. Das ist eine Ultraschalluntersuchung, mit der man verschiedene Funktionen oder Teile des Herzens messen bzw. betrachten kann. Ich habe oft erlebt, dass der überweisende Kardiologe die Herzklappen nicht präzise vermessen hat. Also müssen wir im Krankenhaus ein weiteres Schluckecho durchführen. Das kostet noch mal Geld und Zeit. Und wenn es eine Untersuchungsvariante ist, bei der der Schallkopf durch die Speiseröhre geführt werden muss, dann ist das für den Patienten eine zusätzliche Belastung. Wieder ein bisschen mehr, was nicht nötig wäre.

Jedem seine Aufgabe: kleine und große Häuser

Ich komme noch mal auf die Bertelsmann-Studie zurück. Dass sie sich so in die Praxis umsetzen ließe, wie die Ergebnisse nahelegen, halte ich für ausgeschlossen – und auch nicht für wünschenswert. Ich bin nicht der Ansicht, dass man die kleinen Häuser schließen sollte. Im Gegenteil: Für die Grund- oder Erstversorgung sind sie unentbehrlich. Beinbrüche, Schnittverletzungen, auch Herzinfarkte und Schlaganfälle müssen vor Ort schnell und sachkundig behandelt werden. Anspruchsvollere oder planbare Behandlungen können in großen Kliniken durchgeführt werden, die dafür genügend Kapazitäten und ausreichende Kompetenz aufweisen. Für dünn besiedelte Regionen bedeutet die Verlagerung bestimmter Therapien in große Zentren natürlich, dass die Menschen im gegebenen Fall eine gewisse Entfernung bewältigen müssen. Aber ich denke, das muss man in Kauf nehmen, um die kleineren Häuser am Ort halten zu können. Wie gesagt, 28 Herztransplantationszentren könnte man ohne spürbare Verluste auf vier bis sechs reduzieren, Geburts- und Kinderkliniken sollten hingegen in der Fläche erhalten bleiben.

Krankenhäuser spielen für die kommunale Identität eine große Rolle. Dass die Institutionen – und dazu zählen auch die Krankenhäuser – vorhanden sind und funktionieren, ist für das Lebensgefühl essenziell. Letztlich, wenn man weit ausholen will, auch für die Zustimmung zu unserem demokratischen System.[55] Niemand darf sich abgehängt fühlen oder glauben, es gäbe kein Morgen für den Ort, in dem er lebt. Deshalb ist es sinnvoll, auch die kleinen Krankenhäuser zu behalten, aber eben nicht mit dem Anspruch, dass dort alles behandelt werden muss. Das kann man heute schon nicht immer gut genug leisten und in Zukunft erst recht nicht. Und ich meine, es ist auch nicht nötig.

Zumindest diese kleineren Krankenhäuser sollten von dem Druck entlastet werden, gewinnorientiert arbeiten zu müssen. Denn wenn man die «lukrativen», teuren Fachgebiete anderswo konzentriert, fehlt es bei den Grundversorgern an Einkünften. Beurteilt man aber die Grundversorgung als wertvoll, dann könnte man diesen «Gewinn» für die Gemeinschaft auch hoch ansetzen und diese Leistung entsprechend vergüten. Das derzeitig geltende Fallpauschalensystem verhindert das jedoch. So, wie es jetzt gestaltet ist, funktioniert es allerdings auch nicht – weder im Großen noch im Kleinen. Es hat unter anderem zu dieser Misere der falschen Anreize und des unethischen, ruinösen Wettbewerbs geführt.

Bei einer Neuordnung könnte man speziell die Chefs der kleinen Grundversorger von der wirtschaftlichen Verantwortung für die Kliniken entlasten und sie auf das Wohlergehen ihrer Patienten verlagern. Das müsste ja keineswegs in Wildwuchs und hemmungsloses Abrechnen von allem Möglichen führen. Wie wäre es mit sinnvollen Rahmenvereinbarungen, die gewisse Freiheiten lassen? Ich halte das für vielversprechend. Man sieht ja, dass die Gängelei und die Regelungen bis ins Kleinste gerade dazu führen, dass «kreative» Lösungen entwickelt werden, um das System auszutricksen. Das ist überall zu beobachten, im Gesundheitswesen, beim Steuerzahlen und im Umgang mit Behörden jeglicher Art.

Die meisten Menschen scheuen vor Veränderungen zunächst zurück, erst recht, wenn sie sich an einen gewissen Versorgungswohlstand gewöhnt haben. Was man einmal hatte, gibt man nicht gern her, auch nicht das kleine Krankenhaus mit seinen Spezialisten. Doch die Alternativen sind hässlich. Wenn Krankenhäuser aus Finanznot geschlossen werden müssen, dann geht auch nach und nach das Umfeld, also die niedergelassenen Ärztinnen und Ärzte, die Apotheken, die freien Therapeuten. Und das wäre wirklich fatal, dann wäre die Versorgung tatsächlich im Grundsatz gefährdet.

Ich denke, dass wir um Vertrauen werben müssen. Und um Kooperation. Wenn die Patienten nicht mitziehen und auf ihrem Standpunkt beharren, dass möglichst alles überall verfügbar sein muss, egal auf welchem Niveau, kommen wir nicht weit. Dabei würden alle davon profitieren, wenn wir uns zu einem Umdenken durchringen könnten – die Patienten, die Beitragszahler und auch wir Ärzte und Pflegekräfte im Krankenhaus.

5.
Ärzte
am Limit

Im Herbst 2019 wurde ein Ärzte-Appell veröffentlicht: «Rettet die Medizin!» 200 Einzelpersonen und 19 Organisationen gehörten zu den Initiatoren und Erstunterzeichnern. Der Appell erschien in der Zeitschrift *Stern* und löste ein großes Medienecho aus, viele weitere Ärzte schlossen sich dem Appell seither an. Im Frühjahr 2020 waren es bereits über 2800 namentlich erfasste Mediziner und 74 Organisationen, die wiederum Tausende von Ärzten vertreten.[56]

Der Appell ist ein Gemeinschaftswerk, das auf Basis von Positionspapieren verschiedener Institutionen entstand. Es ist eine Art Kompromissmanifest, was nur natürlich ist, wenn so viele Menschen daran mitwirken und zahlreiche Interessen vertreten werden wollen. Dass dieser Kompromiss überhaupt zustande gekommen ist und es sich trotzdem nicht um ein weichgespültes Allerweltsstatement handelt, sondern um eine sehr deutliche Anklage – das ist die eigentliche Nachricht.

Der Druck auf uns Ärzte wächst stetig, ebenso unser Unbehagen an den Bedingungen, unter denen wir unseren Beruf ausüben. Die Frustration ist mittlerweile so massiv, dass für die Unterzeichner die unterschiedliche Bewertung von Details gegenüber dem Kardinalproblem in den Hintergrund tritt und (fast) alle vereint. Das Problem besteht in der «Enthumanisierung der Medizin an unseren Krankenhäusern»[57]. Der Appell beklagt, dass die Ökonomie die Herrschaft über die Medizin ergriffen hat und uns daran hindert, die Werte, mit denen wir eigentlich angetreten sind, zur Richtschnur unseres Handelns zu machen. Diese Werte beziehen sich eben nicht auf eine gewinnorientierte ärztliche Arbeit, sondern auf ein am Patientenwohl ausgerichtetes Handeln. Wobei sich auch der Ärzte-Appell zur Notwendigkeit wirtschaftlichen Verhaltens bekennt. Es ist aber klar, dass wir so, wie es jetzt läuft, weder wirtschaftlich noch im Interesse der Patienten agieren.

Diese Bedingungen bringen uns an unser Limit – physisch und psychisch. Wir verlieren über all unseren Optimierungs- und Verwaltungsaufgaben den Patienten aus dem Blick. Und damit letztlich auch uns.

24 Stunden sind mein Tag

Im Grunde lebe ich ein Leben, das gegen alle Empfehlungen verstößt, die ich meinen Patienten gebe. Zwar trinke und rauche ich nicht, aber sonst mache ich ziemlich viel, was meiner Gesundheit schadet oder ihr zumindest nicht förderlich ist: Ich schlafe sehr unregelmäßig und im Allgemeinen zu wenig, ich arbeite meistens unter erheblichem Druck, ich esse häufig nicht in Ruhe, sondern schnell zwischendurch, ich schaffe mir nicht genügend Ausgleich zu dem psychisch und physisch anstrengenden Arbeitsalltag, wenn man von dem bisschen Fahrradfahren und Joggen absieht. Fehlt etwas? Kann sein, aber das reicht ja auch schon aus.

Ursache dieses ungesunden Lebenswandels ist nicht Disziplinlosigkeit, sondern sind die Bedingungen, unter denen ich arbeite. Wir Krankenhausmediziner stehen üblicherweise unter Strom. Wir sind unterbesetzt, und wir schieben Dienste, die die Gewerkschaften anderer Berufszweige für absolut unzumutbar hielten. Ab und zu mucken wir oder einige von uns auch mal auf. Im Februar 2020 beispielsweise, gerade noch rechtzeitig vor den Versammlungsverboten aufgrund Corona, streikten die Ärzte der Unikliniken, vor allem, um bessere zeitliche Arbeitsbedingungen durchzusetzen. Als Erfolg der Tarifeinigung gilt, dass seit Oktober 2020 nur zweimal im Monat Dienst für ein Wochenende angeordnet werden darf. Rückwirkend gibt es ab 150 Stunden Bereitschaftsdienst in der Nacht einen Tag Urlaub zusätzlich. Und die Dienstplanung soll nun mindestens sechs Wochen im Voraus feststehen, damit man sein Leben etwas besser organisieren kann. Das gilt nur für die rund 20 000 Ärztinnen und Ärzte der Unikliniken. Sensationell oder gar ein grundsätzlicher Wandel ist das nicht. Für diejenigen, die an den kommunalen Krankenhäusern arbeiten, gelten andere Regelungen. Und für die privaten Klinikkonzerne gibt es noch mal je eigene Tarifverträge. Auf der Internetseite des Marburger Bunds, der Interessenvertretung der Krankenhausmediziner, sind einige aufgeführt: Asklepios, Helios, Rhön, Sana usw.

Was auch immer die Tarifvereinbarungen sagen: In der Praxis arbeiten die meisten meiner Kollegen und ich, sofern man eine Vollzeitstelle hat, im Durchschnitt 60 Stunden in der Woche, manchmal auch deutlich mehr. Da ein Krankenhaus 24 Stunden am Tag in Betrieb ist, sind wir natürlich auch zu allen Tages- und Nachtzeiten im Dienst. Nicht immer in gleicher Intensität gefordert, aber wir sind eben im Dienst.

24 Stunden Arbeit zu leisten, ist sehr anstrengend, doch auch die Nachtdienste sind nicht ohne. Es gab Phasen, da habe ich vier Nächte hintereinander gearbeitet, hatte einen Tag frei und fing dann gleich mit dem Frühdienst an, der um 7 Uhr beginnt. In manchen Kliniken habe ich sieben Nächte hintereinander gearbeitet, dann eine Woche frei gehabt. Man benötigt mindestens zwei Tage, um den Wechsel von der Nacht- auf die Tagschicht aus den Knochen zu kriegen. Auf Dauer ist es mörderisch. Derzeit habe ich 24-Stunden-Dienste, nach denen ich morgens nach Hause komme und am folgenden Tag wieder um 7 Uhr beginne zu arbeiten.

Manche empfinden die 24-Stunden-Dienste im Vergleich mit den Nachtdiensten als belastender, anderen geht es genau umgekehrt. Das hängt unter anderem von der persönlichen Konstitution und den familiären Umständen ab. Man gewöhnt sich bis zu einem gewissen Grade an die Beanspruchung – aber niemals ganz. Und je öfter man diese Dienste leistet, umso mehr zehren sie an der Kraft. Man kann mit Routine und Erfahrung einiges auffangen, aber letztlich bleibt es dabei: 24 Stunden im Dienst gehen an die Substanz. Vor allem, wenn die anschließende Erholungszeit nur kurz ist, dann wieder lange Dienste zu leisten sind, die gegen den Biorhythmus gehen, oder besonders anstrengende OP-Tage.

Ich beschreibe im Folgenden einen prototypischen 24-Stunden-Dienst, um zu verdeutlichen, wie so ein langer Dienst abläuft.

5:50 Uhr
Der Wecker geht. Schnelle Morgentoilette, Tee und ein Butterbrot nebenbei.

6:20 Uhr

Mit dem Fahrrad zur Klinik.

6:40 Uhr

Ich beginne auf der IMC-Station (Intermediate Care), das ist die Überwachungsstation, auf der sich die Patienten nach einer OP für einen oder mehrere Tage befinden; sie werden dort rund um die Uhr intensiv von Pflegekräften und Ärzten beobachtet und betreut.

Bettenbesprechung mit den Stationsleitungen von der Intensiv- und der IMC- sowie der Normalstation: Wie viele Entlassungen stehen an, wie viele geplante externe Aufnahmen, wie viele Patienten können wir von der Intensivstation übernehmen? Wie viele Patienten müssen wir auf die IMC-Station holen, um Betten auf der Intensivstation frei zu machen?

6:50 Uhr

Visite auf der Intensivstation mit den Kollegen von der Anästhesie und Intensivmedizin: Alle Oberärzte der Herzchirurgie und die Chefärzte der Anästhesie und Herzchirurgie nehmen teil. Wie viele Patienten können verlegt werden, wer benötigt besondere medizinische Maßnahmen? Wie viele freie Betten gibt es auf der Intensivstation, wie viele Patienten können heute operiert werden? Sind genügend Pflegekräfte da, und halten wir den vorgeschriebenen Pflegeschlüssel ein, oder müssen wir Betten sperren? Für die Mediziner gibt es keinen Personalschlüssel. Wenn einer fehlt, übernehmen die anderen weitgehend seine Aufgaben.

Drainagen entfernen.

Termine zur Röntgenkontrolle für die Patienten auf der Intensivstation anmelden.

7:20 Uhr

Auf der IMC-Station prüfe ich die Infos zu den Patienten, die von der Intensivstation hierherkommen werden. Je nachdem, wie die Verteilung der Geschlechter ist, müssen wir Betten verschieben, damit Männer und Frauen in getrennten Zimmern liegen können.

7:30 Uhr

Röntgenbesprechung mit dem Radiologen, den Kollegen der Anästhesie, der Herzchirurgie und der Intensivstation.

7:50 Uhr

Frühbesprechung für meine Kollegen und mich aus der Herzchirurgie. Der diensthabende Arzt der vergangenen 24-Stunden-Schicht berichtet über die wesentlichen Ereignisse. Intensivpatienten werden intern, das heißt unter uns Herzchirurgen, besprochen. Wir stellen dem Chef und den Oberärzten alle Neuaufnahmen der letzten 24 Stunden vor, klären, wer den nächsten 24-Stunden-Dienst hat und ob Besonderheiten zu berücksichtigen sind.

8:10 Uhr

Diejenigen Ärzte, die für eine OP eingeteilt sind, gehen zum OP-Saal. Die anderen trinken in der Mensa einen Kaffee. Dort findet auch die Übergabe der Schlüssel und des Diensthandys an den nächsten zuständigen Arzt statt.

8:30 Uhr

Jeder Arzt, der nicht operiert, geht auf die Station, für die er zuständig ist: IMC-, Aufnahme- und Privatstation.

Entlassungsbriefe müssen fertiggestellt werden: prüfen,

gegebenenfalls korrigieren, ausdrucken. Diejenigen, die am Vortag nicht geschrieben wurden, müssen schnell verfasst und ausgedruckt werden, bevor der Transport eintrifft.

Blut abnehmen und zum Labor bringen.

9:30 Uhr
Die Schwestern haben ihre Pause beendet, mit den medizinischen Fachangestellten entfernen wir die Drainagen.

Ich melde wichtige diagnostische Untersuchungen an und führe gegebenenfalls Aufklärungen durch, erläutere also die anstehenden Untersuchungen, deren Risiken usw.

Visite: Verbandwechsel, körperliche Untersuchung, anstehende Entlassung besprechen usw.

Patienten von der Intensivstation übernehmen, Medikamente ansetzen und die Untersuchungen anmelden.

Laborvisite: alle Laborbefunde anschauen und für den nächsten Tag Laboruntersuchungen anordnen.

Zwischendrin nehme ich Anrufe übers Diensthandy entgegen, wenn irgendwo Fragen auftauchen oder schnell etwas abgeklärt werden muss. Falls das Eintreffen von Notfällen angekündigt wird, veranlasse ich Maßnahmen. Bei Bedarf helfe ich bei der gerade laufenden OP aus.

Wenn ich für die erste Runde der OPs eingeteilt bin, erledige ich die Visite eventuell erst im Anschluss. Bin ich für die zweite Runde eingeteilt, die in der Regel zwischen 11 und 13 Uhr beginnt, muss ich die Visite unterbrechen und später allein weitermachen. Die Schwestern gehen nur bei der frühen Visite mit.

12:30 Uhr

Wenn ich Zeit habe, gehe ich in die Mensa zum Mittagessen. Wenn ich im OP arbeite, gibt es kein Mittagessen, aber die OP-Schwestern haben oft Kekse dabei, an denen ich mich zwischen zwei OPs bedienen kann.

13:00 Uhr

Ich schreibe die Entlassungsbriefe für den nächsten Tag. Zwischendurch spreche ich mit internen und externen Anrufern. Gelegentlich trifft ein Notfall ein, den wir auf der Station aufnehmen müssen.

Ab 16:00 Uhr

Übergabe von anderen Stationen einholen: Welche Patienten kommen und worauf muss speziell geachtet werden?

Gegebenenfalls assistiere ich dem Oberarzt bei einer OP.

Ab 17:00 Uhr

Ich bin seit gut zehn Stunden im Dienst.

Abendlabor abnehmen, das heißt, Blut abnehmen für eine Gerinnungskontrolle oder um Elektrolyten oder Herzenzyme zu kontrollieren, und ins Labor bringen.

Alle internen Anrufe von den Stationen abarbeiten.

Falls Bedarf, Drainagen legen.

Kontrolle auf der Intensivstation, ob alle frisch operierten Patienten stabil sind.

Falls ein externer Notfall zur Operation kommt, umgehend das Team zusammenholen und bei der OP bis zum Ende assistieren. Trifft der Notfall nach Mitternacht ein, stehe ich bis morgens früh im OP-Saal.

Ab 23:00/24:00 Uhr

Es wird etwas ruhiger, wenn keine OP ansteht. Ich kann mich im Dienstzimmer hinlegen, bleibe aber angezogen. Ungefähr einmal pro Stunde erhalte ich einen Anruf von einer der verschiedenen Stationen, für die ich zuständig bin, auch von der Intensivstation. Die Schwestern brauchen in den unterschiedlichsten Situationen meine Entscheidung. Auch Intensivärzte rufen an, wenn sie eine Frage haben oder eine Entscheidung treffen müssen. Häufig muss ich mir zunächst selbst einen Eindruck verschaffen und auf die jeweilige Station laufen, die sich teilweise in einem anderen Gebäudeflügel oder Stockwerk befindet. Es kann außerdem sein, dass ein Anruf aus einem anderen Krankenhaus eingeht. Manchmal geht es um einen OP-Bericht von einem Patienten, der früher mal bei uns behandelt wurde, oder die Kollegen haben zu viele Notfälle und fragen an, ob wir Patienten übernehmen können.

Wenn ich Glück habe, komme ich auf ungefähr drei Stunden Schlaf, aber nicht am Stück.

6:20 Uhr

Der Wecker geht, ich mache mich ein bisschen frisch.

6:40 Uhr

Ich bin seit 24 Stunden im Krankenhaus.

Ich schaue auf der Station, ob alles in Ordnung ist. Bettenbesprechung (siehe oben), danach Intensivstation.

7:30 Uhr

Bei der Röntgenbesprechung stellt der Radiologe die Aufnahmen aller Patienten vor, die in den letzten 24 Stunden geröntgt wurden. Anwesend sind alle Herzchirurgen und Intensivärzte, die mit dem Patienten gearbeitet haben oder es in der nächsten Zeit tun werden.

8:10 Uhr
Offizielles Dienstende.

Inoffiziell geht es weiter. Es folgt die Frühbesprechung, manchmal in der Mensa, sonst im Stationszimmer mit der Übergabe, außerdem letzter Kontrollblick auf der eigenen Station, damit in den nächsten 24 Stunden alles gut läuft.

9:15 Uhr
Ich bin zu Hause, mache mir ein kleines Frühstück, möglichst mit frischen Zutaten. Wenn ich es nicht schaffe, in der Mensa zu essen, ernähre ich mich im Dienst ziemlich ungesund, vorwiegend greife ich zwischendurch zu Snacks aus dem Automaten. Manchmal haben die Schwestern Vorräte in der Küche, von denen ich mir etwas nehmen darf.

Ich bin hundemüde, aber gleichzeitig ziemlich aufgedreht, weil ich mich so lange wachgehalten habe und mir jetzt noch einige Problemfälle durch den Kopf gehen. Es fühlt sich ein bisschen an wie ein Jetlag. Ich versuche, trotzdem zu schlafen. Der nächste Dienst beginnt schließlich morgen um 6:45 Uhr, in genau 21,5 Stunden.

Zirkusreif: Jonglieren mit Zahlen und Ressourcen

Am Morgen beginnen die meisten Dienste eines Krankenhausarztes mit einer Art Zählarbeit: Wir schauen, wie viele Schwestern da sind, wie viele Ärzte, wie viele Patienten. Und dann versuchen wir, diese meistens nicht zusammenpassenden Zahlen so hinzubasteln, dass wir halbwegs klarkommen. Pflegekräfte sind «Mangelware». Aufgrund des Personalschlüssels, der seit Anfang 2019 gilt, macht sich das noch stärker bemerkbar als zuvor. Natürlich ist es richtig, Unter- bzw. Obergrenzen festzulegen. Der Personalschlüssel wurde etabliert, um zu verhindern, dass aus Mangel an Fachkräften die Patienten unzureichend betreut werden und die Pflegekräfte aufgrund von Überarbeitung Fehler machen und krank werden. Aber der Personalmangel als solcher geht von der Festlegung allein ja nicht weg. Wenn eine der Pflegekräfte ausfällt, entsteht ein riesiges Loch in der Diensteinteilung. In der Intensivmedizin gilt in der Tagschicht ein Schlüssel von 2,5 Patienten pro Pflegekraft, nachts sind es 3,5 Patienten. Bei uns in der Herzchirurgie ist eine Pflegekraft für maximal 7 Patienten am Tag und 15 in der Nacht zuständig. Es hört sich vielleicht nach wenig ab, bedeutet aber wirklich viel Arbeit, sie hat alle Hände voll zu tun.

Der Schlüssel soll in Zukunft daher sogar noch strenger geregelt werden. Wenn eine Klinik es nicht schafft, das richtige Zahlenverhältnis von Patienten zu Pflegekräften in einer Schicht zu gewährleisten, drohen Sanktionen. Die Krankenhäuser sperren daher vorsorglich Betten oder melden sogar ganze Stationen ab. Es ist schon vorgekommen, dass Rettungswagen mit Notfällen an mehreren Krankenhäusern abgewiesen wurden, weil die Personalquote nicht stimmte und man Verstöße durch die zusätzliche Aufnahme vermeiden wollte. Dieser Personalschlüssel ist vielleicht aus gutem Grund geschaffen worden, aber er generiert keine einzige Stelle mehr, sondern schafft eine Menge Probleme. Und er beschert der Pflegeleitung darüber hinaus noch Extraarbeit, weil natürlich permanent alles festgehalten und bilanziert werden muss, damit man im Prüffall nachweisen kann, dass in jeder Minute alle Zahlen stimmten.

Wir stehen also am Morgen vor der sogenannten Bettentafel, die Oberärzte mit der Dienstmannschaft der Intensivstation sowie die Chefärzte der Anästhesie und Herzchirurgie. Die Stationsleitung, die für die Pflegekräfte zuständig ist, kommt dazu und sagt: «Wir haben heute nur fünf Pflegekräfte, eine ist krank geworden, die andere hat sich abgemeldet, weil sich ihr Sohn verletzt hat. Wir können also nur zwölf Betten belegen, haben aber im Moment noch fünfzehn. Also müssen wir drei Patienten wegkriegen.»

Zu dieser an sich schon schwierigen Aufgabe tritt erschwerend hinzu, dass wir auch noch OPs für diesen Tag vorgesehen haben. Wenn wir beispielsweise vier OPs durchführen, dann kommen diese vier Patienten im Anschluss erst mal auf die Intensivstation. Das heißt, bei voller Belegung der Intensivstation müssen wir vorher vier Patienten von dort auf die normale Station verlegen. Sonst klappt das mit den OPs nicht. Wir dürfen nicht operieren, wenn zu wenig Intensivbetten zur Verfügung stehen. Wir haben daher die drei Betten, die wir aufgrund der zu geringen Zahl an Pflegekräften freimachen müssen, sowie einen Bedarf von weiteren vier für die von der Intensivstation eintreffenden Patienten. Wir müssen also sieben Patienten «abschaffen», so nennt man das, sie von unserer Station wegbekommen.

Verteilen, so gut oder schlecht es geht

Es geht ein großes Geschiebe los, zunächst mal gedanklich. Welche Patienten können von der Intensivstation weg? Welche von der IMC-, also der Intermediate-Care-Station auf die

Normalstation verlegt werden? Es gibt zwei Patienten, die sind einigermaßen fit und haben ihre OP gut überstanden. Aber der dritte Patient ist 82 Jahre alt und hat nach einem großen Eingriff Delirsymptome, also ein sogenanntes Durchgangssyndrom. Er ist verwirrt, weiß nicht, wo er ist, schreit, bäumt sich auf, will immerzu aus dem Bett flüchten. So jemanden auf der normalen Station zu versorgen, ist sehr schwierig. Man kann sich nicht ausreichend und schon gar nicht permanent um ihn kümmern. Das Risiko, dass er stürzt und sich alle Zugänge herausreißt, ist groß. Es ist riskant, ihn von der Intensivstation wegzuholen, eigentlich müsste er dort bleiben. Aber wir haben keine Wahl, er muss auf die normale Station verlegt werden. Vielleicht können wir auf der Normalstation eine Sitzwache für ihn organisieren, etwa einen Medizinstudenten, der sich die ganze Zeit neben ihn setzt, ihn beruhigt und aufpasst, dass die Zugänge alle bleiben, wo sie sind.

Gut, drei Betten sind schon mal geschafft. Aber wir brauchen noch mehr. Patienten mit frischen Wunden sollten normalerweise nicht auf die Normalstation. Also telefonieren wir herum, ob sie nicht in ein anderes Haus verlegt werden können, zum Beispiel in das Zuweiserkrankenhaus zurückgehen können, von dem sie kamen. Wir sprechen mit dem zuständigen Oberarzt und fangen an, zu argumentieren: «Bitte verstehen Sie doch, wir haben Ihnen geholfen und den Patienten übernommen, aber jetzt brauchen wir unbedingt das Intensivbett.» Der Oberarzt in der anderen Klinik bringt Verständnis für uns auf. Außerdem ist es nicht ganz unattraktiv für ihn, er bekommt nämlich für den Patienten einen Zuschlag, der von unserem Honorar für die OP abgezogen wird. Viele Kliniken versuchen deshalb in solchen Fällen lieber, ihre Patienten nach Hause zu schicken und nicht in die Zuweiserklinik, auch wenn sie noch «blutig» sind – dann können sie nämlich das gesamte Honorar für sich behalten. Rein wirtschaftlich gesehen ist es also nicht ideal, wenn wir den Patienten an sein Zuweiserkrankenhaus zurückgeben, aber in dem Zustand kann er wirklich noch nicht nach Hause. Wir organisieren den Transport, sagen der Familie Bescheid und regeln die Formalia. Auf diese Weise machen wir weiter, es müssen schließlich immer noch zwei Betten freiwerden.

Parallel telefoniert die Stationsleitung mit den Agenturen, die Leihschwestern oder -pfleger vermitteln. Sie können für Wochen oder Monate gebucht werden, häufig aber auch kurzfristig einspringen. Nach einer Weile gibt sie das Signal: Sie hat es geschafft, jemanden zu organisieren, der schon am späten Vormittag eingesetzt werden kann. Große Erleichterung bei allen. Der Pflegeschlüssel stimmt.

Während des Studiums hatte ich keine Ahnung, dass ich als Arzt so viel Zeit in die Organisation der Bettenbelegung stecken müsste. Meiner Erinnerung nach stand das in keinem Semester auf dem Lehrplan. Man lernt diese Arbeit mit der Praxis, aber im Grunde sträube ich mich bis heute dagegen, dass wir überhaupt gezwungen werden, so zu verfahren. Weil wir nicht das Wohl des Patienten als oberstes Kriterium für unsere Entscheidung ansetzen können, sondern andere Dinge berücksichtigen müssen. Wir müssen schauen, wie wir die Vorschriften, den Personalmangel und die medizinischen Notwendigkeiten irgendwie austarieren, also überall Kompromisse schließen. Die Ergebnisse sind vom ärztlichen Standpunkt aus dementsprechend häufig unbefriedigend. Das bedrückt mich.

Personal ist Mangelware

Personalkosten machen einen dicken Brocken in der Bilanz eines Krankenhauses aus. Daher ist auch die Zahl der Pflegekräfte extrem knapp kalkuliert – abgesehen davon, dass wir nicht genügend finden bzw. viele von den guten in andere Berufe wechseln oder sogar auswandern. Zum Beispiel in die Schweiz, weil sie dort weniger Patienten betreuen müssen und trotzdem mehr Geld verdienen. Einige der Schwestern, deren Arbeit ich sehr schätzte, haben mir klipp und klar gesagt, dass sie aus Liebe zu ihrem Beruf Deutschland verlassen. Weil sie sich aufreiben, ihre eigene Gesundheit gefährden und darüber hinaus immer weniger das tun können, wofür sie ursprünglich angetreten sind: Menschen dabei helfen, ihre Gesundheit wiederzuerlangen, sie in existenziell schwierigen Situationen unterstützen, fachliche Kompetenz mit Sympathie zu verbinden, etwas wirklich Sinnvolles tun. Es sind gerade die Engagierten, die unter den Verhältnissen leiden. Manche bleiben nur hier, weil sie Familie oder andere Verpflichtungen haben. Das ist aber nicht die ideale Grundlage für einen so anspruchsvollen, fordernden Beruf. Der lebt ja in erster Linie von der Freude, von der Motivation.

Der Bundesgesundheitsminister hat Initiativen gestartet, um Kräfte aus dem Ausland zu gewinnen, vor allem aus Südosteuropa, Mexiko und von den Philippinen. Doch das ist eine langwierige Angelegenheit – und wirft zudem eine Menge Probleme auf. Schon die sprachlichen Hürden sind nicht zu unterschätzen. Bereits jetzt stammen viele der Pflegekräfte aus dem Ausland oder haben einen Migrationshintergrund, ihr Deutsch ist mal mehr, mal weniger gut (das trifft übrigens auch auf Ärzte zu). Das ist die eine Seite. Auf der anderen Seite haben wir zunehmend Patienten, deren Muttersprache nicht

Deutsch ist und die sich teilweise sehr schlecht verständigen können. Wenn also zwei Gruppen aufeinandertreffen, die keine funktionierende gemeinsame Sprache haben, gibt es große Schwierigkeiten. Die Kommunikation ist jedoch essenziell, gerade wenn es um die Versorgung von Patienten mit schwerwiegenden Eingriffen geht. Da ist Präzision gefragt, sowohl im direkten Umgang mit Patienten und Ärzten als auch in der Dokumentation. Das funktioniert manchmal eher schlecht als recht.

Die Kommunikation wird immer schwieriger
Es werden neue Funktionen und Berufe geschaffen, die Entlastung bringen sollen. So gibt es beispielsweise seit einiger Zeit die Gesundheits- und Krankenpflegehelfer bzw. -helferinnen, die keine eigenständigen medizinischen Tätigkeiten ausführen dürfen, sondern den Patienten beim Essen helfen, Betten machen usw. Sie sollen die Schwestern und Pfleger unterstützen. Das ist vielleicht gut gemeint und klappt auch oft, aber hilft meiner Ansicht nach nicht wirklich. Denn der Aufwand für die Kommunikation wird immer größer. Je mehr Menschen irgendetwas am Patienten durchführen oder beobachten sollen, desto höher der Aufwand für die Übermittlung der Informationen und die Koordination. Die Beteiligten müssen alles miteinander besprechen, Details übermitteln, weiterleiten, an Extras denken usw. Vieles lässt sich aber nicht gut oder nur unter Mühen in eine Form pressen, die «dokumentiert», was der eine oder die andere wahrgenommen hat. Außerdem müssten die Kollegen das auch zum rechten Zeitpunkt lesen und ihre Schlüsse daraus ziehen. Es entsteht ein Berg an Anweisungen, Hinweisen, Notizen, Beachtenswertem,

der bewältigt werden muss, der aber nie wirklich kleiner wird, egal, wie sehr man sich abstrampelt.

Es geht im Übrigen oft nur um Kleinigkeiten, um empfundene Veränderungen. Es wäre vielleicht wichtig, dass die Schwester oder der Pfleger weiß, ob der Patient mit Appetit isst oder eher mühsam, ob er beim Waschen stöhnt oder froh ist, dass er frisch gemacht wird. Das sind Informationen, die nebenbei und unauffällig entstehen, aber doch sehr aussagekräftig sind. Es können Zeichen der Bestätigung sein: Alles läuft nach Plan, der Patient erholt sich. Oder Alarmsignale, noch bevor sich irgendein Laborwert deutlich verändert: Achtung, hier bahnt sich ein Problem an. Je mehr Funktionen wir aber haben und je mehr Menschen einzelne, isolierte Tätigkeiten am Patienten ausführen, desto fragmentierter wird das Gesamtbild. Jeder konzentriert sich auf seinen immer kleiner werdenden Ausschnitt, aber die große Aufgabe wird nicht mehr gesehen. Diese Aufspaltung der Tätigkeiten ist meines Erachtens nicht sinnvoll. Der Überblick geht total verloren. Ganz abgesehen davon, dass der Patient mit einer Vielzahl von Menschen zu tun hat, die immer nur für etwas ganz Bestimmtes zuständig sind und zu allem anderen keine Antwort geben können. Die Bedürfnisse des Kranken sind aber meistens nicht auf die Stellenbeschreibung der Helfer und Helfershelfer und Assistenten und Springer etc. zugeschnitten.

In Deutschland wird inzwischen, nach amerikanischem und englischem Vorbild, zusätzlich das Berufsbild des Arztassistenten etabliert. Das sind nichtärztliche, akademisch ausgebildete Kräfte, deren Funktion zwischen dem Mediziner und der Pflegekraft angesiedelt ist. Das Studium wird als Physician Assistant (PA) abgeschlossen. Diese Assistenten sollen den Arzt entlasten. Für uns Ärzte ist das gut. Aber insgesamt bin ich skeptisch und vermute eher, dass mit der Einführung einer weiteren Berufssparte oberhalb der Krankenpflege deren Bedeutung herabgestuft wird. Der Pflegeberuf gerät noch weiter unter Druck, weil er für viele unattraktiver wird. Ich kenne eine Menge hervorragender Schwestern und Pfleger, die mit dem und für den kranken Menschen arbeiten wollen, verantwortungsvoll und sehr praktisch orientiert. Ihre Ausbildung ist fundiert, auch wenn sie nicht studiert haben. Aber wenn dieser Beruf dadurch «entwertet» wird, dass eine weitere Hierarchieebene darübergesetzt wird, wird es meines Erachtens noch schwieriger, geeigneten Nachwuchs zu finden.

Stattdessen sollte der Pflegeberuf aufgewertet werden. Das bedeutet, dass die Pflegenden mehr medizinische Tätigkeiten übernehmen dürfen. Auf Dauer wird es ihnen nicht genügen, nur Betten zu machen und Essen zu verteilen. Hier in Deutschland dürfen Krankenschwestern kein Blut abnehmen, weil es nicht Bestandteil der Ausbildung ist. Arzthelferinnen hingegen lernen es von Anfang an. Krankenschwestern aus Osteuropa können Blut abnehmen, früher in der DDR gehörte das ebenfalls zur Ausbildung. Für eine Krankenschwester aus Sri Lanka gilt dasselbe. Viele Ärzte, die aus dem Ausland kommen oder länger im Ausland gearbeitet haben, verstehen das nicht. Wie auch?

Sparen, sparen, sparen! Und verschwenden!

Jeder weiß es: Das Geld spielt eine große, manchmal sogar die größte Rolle im Krankenhauswesen. Ziel ist, Gewinn zu machen. Wie erreichen wir das? Indem wir, wie alle guten Geschäftsleute, einerseits ordentlich verkaufen und andererseits Kosten senken. Wir verkaufen OPs, weil es sich lohnt und weil die Vergütung vieler Klinikchefs parallel zur Bettenbelegung und der Zahl der OPs steigt. Es ist nicht offiziell, und eine fallzahlenbezogene Vergütung ist auch gar nicht gestattet. Dennoch kann ein Krankenhauskonzern dem Klinikchef selbstverständlich eine Gewinnbeteiligung in Aussicht stellen, einfach prozentual aufs Gesamtergebnis bezogen. Und je höher der Gewinn ist, desto mehr sind die Prozente wert, das leuchtet ja unmittelbar ein. Mehr OPs und eine höhere Auslastung der Betten nützen also sowohl dem Unternehmen als auch dem Chef.

Ergänzend kommt die Kostensenkung hinzu: mit möglichst wenig Einsatz möglichst viel herausholen. Ein großer Teil der Kosten entsteht durch das Personal, entsprechend lässt sich hier auch viel einsparen, wenn man es richtig macht. Ein Kollege erzählte mir, dass sein Vorgesetzter, der Chefarzt einer kardiologischen Klinik ist, einfach nicht alle Stellen seiner Abteilung besetzt. Einmal waren vier Assistentenstellen frei, die auch alle ausgeschrieben wurden. Aber nur die Hälfte wurde besetzt, obwohl es etliche geeignete Kandidaten gab. Offiziell hieß es jedoch: «Wir hatten nicht genügend passende Bewerbungen, deshalb bleiben die beiden Posten unbesetzt.» Ich konnte nicht glauben, dass es zu wenig Bewerber gegeben hätte, und der Kollege bestätigte meinen Zweifel. «Natürlich meldeten sich genug Interessenten, was glaubst du denn? Aber der Chef war vorher bei der Geschäftsleitung, und die hat ihm den Tipp gegeben, dass er mit weniger Personalkosten mehr Gewinn macht, auch er ganz persönlich.» Ein Assistenzarzt kostet rund 100 000 Euro im Jahr. Wenn man zwei Assistenten einspart, bleiben schon mal 200 000 Euro mehr in der Kasse. Und wenn die Leitung versprochen hat, beispielsweise 10 Prozent der gesparten Personalkosten an den tüchtigen Chefarzt weiterzugeben, der mit zwei Assistenten weniger auskommt, dann sind das bereits 20 000 Euro mehr für ihn. Die kann er gut gebrauchen, um die Gebühren für den Studienplatz seiner Tochter in England zu bezahlen.

Selbstverständlich ist das nicht überall so. Und manchmal mag auch üble Nachrede von missgünstigen Chefarztkollegen im Spiel sein, wenn solche Geschichten kursieren. Aber es ist kein Einzelfall und auch gar nicht so selten, das weiß ich mit absoluter Sicherheit. Ich selbst kenne ebenfalls die Situation, dass ein Chef vor versammelter Mannschaft die schlechte Bewerberlage für die lang andauernde Unterbesetzung verantwortlich machte – doch ich wusste, dass es nicht stimmte, weil ich einige der Interessenten persönlich kannte. Ich nehme solche Führungskräfte nicht in Schutz, natürlich nicht, denn diese Selbstbereicherungsmentalität lebt sich schließlich zu Lasten der anderen aus. Die müssen ja für die nicht vorhandenen Kollegen mitarbeiten. Aber ich bin überzeugt davon, dass dieses System der ökonomischen Orientierung des Gesundheitswesens grundsätzlich alle Bereiche korrumpiert, auch die persönliche Integrität vieler. Und je höher der finanzielle Anreiz, umso stärker der Impuls, dem Drang nachzugeben.

Die teuren Wochenenden

Am Personal zu sparen lohnt sich übrigens besonders am Wochenende. Samstag, Sonntag und erst recht die Feiertage sind teuer wegen der zu zahlenden Zuschläge. Also versucht man, an solchen Tagen die Minimalbesetzung zu fahren, vor allem bei den Pflegekräften. Für den diensthabenden Arzt bedeutet das, dass er alles oder jedenfalls das meiste allein erledigen muss, wofür er normalerweise auf die Hilfe einer Pflegekraft zurückgreifen kann. Versorgen, Visite durchführen, medizinisch tätig werden – diese Anforderungen bestehen ja immer, egal an welchem Wochentag. Ich habe eine Zeitlang in einer Klinik gearbeitet, in der es unter der Woche eine Arzthelferin gab, die uns bei der Blutentnahme half – das war eine enorme Erleichterung. So gewannen wir Ärzte Zeit, die wir dringend für andere Dinge benötigten. Am Wochenende gab es diese Unterstützung aber nicht, da waren wir allein und hatten alle Hände voll zu tun, um mit der Arbeit durchzukommen, Blut abzunehmen und damit ins Labor zu laufen. Gerade an Wochenenden sind außerdem viele Angehörige von Patienten da, die Fragen stellen und für dieses oder jenes nochmals eine Erläuterung verlangen. Es ist also eine einzige Hetze.

Die Verantwortung, die ein Arzt trägt, ist immer groß, aber am Wochenende noch größer, weil er jede Entscheidung allein treffen muss. Und es ist dauernd etwas zu entscheiden. Ein Beispiel: Es gibt auf der Station nur 15 Betten mit Monitoren. Diese Betten sind alle belegt. Nun trifft aber Patient 16 ein, der unbedingt über Monitor ständig überwacht werden muss. Welchen von den 15 kann ich in ein Bett ohne Monitor verlegen? Bei wem ist das Risiko am geringsten, dass etwas passiert oder übersehen wird? Der diensthabende Arzt kann mit keinem Kollegen darüber sprechen, weil er der einzige Mediziner auf der Station ist. Er will keinen der Patienten in Gefahr bringen, natürlich nicht. Aber sich selbst auch nicht, er ist schließlich derjenige, der haftet, wenn er eine falsche Entscheidung getroffen hat.

Auch bei den anderen Berufssparten «lohnt» sich das Sparen am Wochenende – aber nur scheinbar. Für Patienten nach einem Eingriff, speziell nach einer Herz-OP, ist beispielsweise die Physiotherapie sehr wichtig. Sie trägt dazu bei, dass die Muskulatur nicht erschlafft, unterstützt den Kreislauf, hilft bei der Mobilisation und beim Atemtraining. Eine gute Physiotherapie kann den Heilungsverlauf sehr positiv beeinflussen. Aber auf den meisten Stationen gibt es sie am Wochenende nicht, ab Freitagmittag ist Schluss. Physiotherapie wird erst wieder am Montag aufgenommen, vorausgesetzt, dass keiner der Therapeuten krank oder in Urlaub ist. Wer also Pech hat und am Freitagvormittag operiert wird, erhält aller Voraussicht nach an dem Tag keine Physiotherapie mehr, sondern frühestens am Montag. Das sind zwei bis drei Tage, die verstreichen, ohne dass die Heilung auf diese Weise unterstützt wird.

Mir leuchtet dieses Vorgehen nicht ein. Zum einen verstößt es gegen unsere medizinische Pflicht, alles zu tun, was die Heilung fördert. Zum anderen ist es nicht einmal dann unbedingt vorteilhaft, wenn man auf wirtschaftliche Vorteile Wert legt. Wir rechnen ja nach Fallpauschalen ab, da spielt die Verweildauer eine große Rolle. Jeder Tag, den die Patientin oder der Patient länger als in der Pauschale vorgesehen bei uns verbringt, ist für das Krankenhaus ein Verlust. Nun könnte man doch sagen: Die halbe Stunde oder gar Stunde Physiotherapie ist im Sinne der Fallpauschale gut angelegtes Geld, weil sie die Wahrscheinlichkeit erhöht, dass der Patient im vorgesehenen Zeitraum wieder auf die Beine kommt. Aber nein, wer am Freitag von der Intensiv- auf die Normalstation wechselt, bleibt erst mal ohne. So wird zwar scheinbar gespart, aber nicht in Wirklichkeit.

An den Wochenenden gibt es keine Untersuchungen wie Ultraschall oder Pleurasonographie oder Punktion, es sei denn, es handelt sich um einen Notfall. Wir bringen den Patienten also nicht so schnell voran wie in der Woche. Leider wird auch oft die Pflege durch Zeitarbeiter besetzt. Das sind zwar ausgebildete Pflegekräfte, aber wer als Zeitarbeiter mitwirkt, empfindet sicher eine andere Verbindlichkeit dem Haus gegenüber als ein fester Mitarbeiter. Außerdem kennt er sich auch mit dem Krankheitsbild nicht so aus wie Schwestern und Pfleger, die regelmäßig in der Abteilung arbeiten. Das ist bei einem Leih- bzw. Honorararzt nicht anders.

Sparen am Material
Das Beispiel Personalkosten ließe sich noch weiter ausführen, aber zur Illustration mag es genügen. Materialkosten sind eine weitere Möglichkeit, um die Bilanz aufzubessern. Ich habe mich schon oft über unzureichende Ausstattung geärgert. Manchmal handelt es sich um Dinge, die «nur» schlecht in der Handhabung sind, zum Beispiel zu dünne Handschuhe, die reißen, wenn man sie nicht ultravorsichtig anzieht. An anderen Stellen wird es aber grenzwertig.

Ich habe schon erlebt, dass wir mit einem schlechten Blasenkatheterset arbeiten mussten. So ein Set besteht aus dem Katheter und dem Zubehör wie sterile Tupfer. Bevor man den Katheter einführt, desinfiziert man mit diesen Tupfern den Eingang und seine Umgebung. Dazu braucht man in der Regel mindestens fünf Tupfer. Der Einkauf hatte nun ein günstigeres Paket erworben, in dem lediglich drei Tupfer enthalten waren – es war eben billiger. Nur: Damit konnte man keine zuverlässige Desinfektion durchführen. Das heißt, das Risiko einer Harnwegsinfektion der Patienten stieg, weil wir nicht genügend Tupfer im Set hatten. Das ist doch Wahnsinn! Meine Kollegen und ich sowie die Stationsleitung haben uns mit

Nachdruck beschwert und ausgeführt, dass wir unter diesen Umständen Blasenkatheter nicht regelgerecht legen können. Wir fuhren schweres Geschütz auf und wiesen darauf hin, dass uns diese schlechte Ausstattung zu medizinisch unkorrektem Handeln zwingen würde. Schließlich gab der Einkauf nach und besorgte uns wieder die gewohnte Qualität.

Aber erst mal war das minderwertige Material da, und wir mussten irgendwie damit arbeiten, bis die neuen Sets eintrafen. Wer im Einkauf hat sich vorher dazu Gedanken gemacht, was wir brauchen? Sicher keiner. Da sitzen ja auch keine Mediziner, sondern Kaufleute, die auf den Preis achten, und nur darauf. Natürlich hätte uns jemand vorher fragen können: «Reichen euch auch drei Tupfer?» Aber auf die Idee kommt eben keiner. Der finanzielle Schaden, der durch den Fehlkauf und unseren Protest ausgelöst wurde, war sicher nicht gerade gering. Normalerweise erwirbt der Einkauf große Mengen von einem Produkt, um Rabatte zu erreichen. Wenn es sich um einen Konzern handelt, wird oft zentral eingekauft, also für alle Häuser, die dazugehören. Da kommt ordentlich was zusammen. Häufig kaufen außerdem mehrere Konzerne Verbrauchsmaterial gemeinsam ein, um bei den dann entstehenden sehr großen Mengen noch mehr Rabatt zu erzielen. An sich keine schlechte Idee, nur mit deutlichen Nachteilen verbunden, etwa dass man sehr unflexibel wird. Ein einzelner Konzern, von einem einzelnen Krankenhaus gar nicht zu reden, kann dann nicht mehr entscheiden: «Dieses Set wollen wir lieber doch nicht.» Man hat ja einen gemeinsamen Bestellvertrag unterschrieben, da kommt man nicht so einfach raus. Wenn sich dann aber die Ärzte dauerhaft weigern, mit dem Material zu arbeiten – dann muss es entsorgt und neues angeschafft werden.

Manches Mal passen verschiedene Dinge auch nicht zusammen. Ich habe auf Stationen gearbeitet, auf denen ich die allermodernsten Herzklappen implantierte – aber das Ultraschallgerät schien noch aus einem früheren Jahrhundert zu stammen. Die Klappen kann man direkt bei der Krankenkasse abrechnen, aber ein modernes Ultraschallgerät kostet 70 000 Euro, und die werden erst mal gespart. Dafür müsste das Bundesland das Geld aufbringen, das geschieht aber oft einfach nicht. Wir können also das Ergebnis, das die sehr teuren Klappen liefern, nur unzureichend messen. Es wäre sehr sinnvoll, so ein Gerät auf jeder Intermediate-Care-Station zu haben, für Notfälle, aber auch ganz normal, um die implantierte Klappe zu kontrollieren.

Ich habe auch schon erlebt, dass nur ein einziges Blutgasanalysegerät für die ganze Intensivstation vorhanden war. Mit so einem Gerät ermittelt man unter anderem die Sauerstoff- und Kohlendioxidverteilung im Blut. Wenn also nur ein einziges dieser Geräte vorhanden ist, läuft man als Arzt, der für die Überwachungsstation zuständig ist, im Haus herum, um schnell Zugriff auf dieses Gerät zu erhalten – günstig ist das nicht.

Ressourcen sinnvoll einsetzen

Vielleicht handelt es sich um Extrembeispiele, aber so etwas kommt vor. Weil ein an sich guter Gedanke, nämlich zu sparen, sich verselbständigt hat und übertrieben wird. Grundsätzlich bin ich unbedingt dafür, dass wir auf den vernünftigen Einsatz von Mitteln achten und unsere Ressourcen angemessen und für den vorgesehenen Zweck verbrauchen. In dieser Hinsicht können sich manche Häuser durchaus etwas bei den

Konzernkliniken abschauen. Die Konzerne gehen manchmal zu weit, aber meiner Erfahrung nach sind sie beim Umgang mit Arbeitsmitteln insgesamt besser organisiert und klarer strukturiert als andere. Sie kontrollieren zudem, ob sich der Einsatz und das Ergebnis in einem guten Verhältnis befinden. Wenn das Sparen jedoch zum Selbstzweck mutiert, wirkt es sich schädlich aus, das ist klar. Aber im richtigen Maß kann es durchaus positive Effekte haben. Einen Patienten aufzunehmen und dann eine Woche lang weder ein diagnostisches Verfahren durchzuführen noch eine Behandlung zu beginnen, wie ich es einmal in einem staatlichen Haus erlebt habe – das käme in einem Konzernkrankenhaus nicht vor, da bin ich ziemlich sicher. Da würde mit Sicherheit jemand am zweiten, spätestens dritten Tag fragen: «Was macht der Mann hier? Wieso tun wir nichts?»

Ich habe das Gefühl, dass in manchen kommunalen Krankenhäusern eine Haltung vorherrscht, die meint, dass es egal ist, ob man schwarze oder rote Zahlen schreibt. Man muss vielleicht keine unmittelbare Konkurrenz fürchten, und es ist ja nicht das eigene Geld, das man ausgibt. Diese Haltung führt zu Missbrauch der Ressourcen und Verschwendung. Ich habe beispielsweise häufiger gesehen, dass man schlampig mit Material umgeht. Nicht weil der ein oder andere ein bisschen ungeschickt ist, sondern eher aus Gleichgültigkeit. Spritzen fallen herunter, kommen irgendwie «weg», werden kontaminiert oder sonst was. Oft werden auch zu viele Handschuhe aus der Box rausgeholt und die überzähligen weggeschmissen. Sogar Tabletten, die der Patient nicht mehr nehmen soll, werden direkt aus der Medikamentenschale geholt und in den Mülleimer geworfen. In anderen Fällen geht man oft unüberlegt vor, plant also nicht: Wie viel benötigen wir wovon? Sondern bestellt großzügig, auch wenn es sich um Ware mit begrenzter Haltbarkeitsfrist handelt. Das heißt, man verbraucht mehr Material als nötig.

Worüber ich mich wirklich aufregen könnte, ist der gedankenlose Umgang mit Pharmazeutika bzw. Medikamenten. Beispielsweise bei der intravenösen Darreichung eines Medikaments oder bei einer Infusion. Die Substanz wird mittels einer sogenannten Perfusorspritze verabreicht, also einer Spritzenpumpe, mit der man die Dosierung steuern kann. Das Medikament wird als Lösung auf die Spritze gezogen, die in das Gerät eingespannt wird. So wird kontinuierlich und gleichmäßig dem Patienten das Medikament verabreicht. Manchmal reicht eine Spritzenfüllung nicht aus, etwa bei einem Narkosemittel wie Propofol. Die Standardabfüllung für diesen Arzneistoff sind 50 Milliliter, was für eine Spritze ausreicht. Es gibt auch kleinere Einheiten mit 10 oder 20 Milliliter. Ich habe oft beobachtet, dass der Arzt oder die Schwester auf der Intensivoder Intermediate-Care-Station auch die zweite Spritze wieder komplett mit Propofol aufzog, ohne zu überlegen, ob das nötig ist. Es geschieht quasi automatisch. Doch man hätte vielleicht nur die Hälfte oder sogar noch weniger gebraucht, weil der Patient nach kurzer Zeit aufwachen soll, also eine kleinere Flasche nehmen müssen. Auf diese nachlässige Weise produziert man Kosten. Und Abfall. Denn diese Restinfusion kann man für niemand anderen mehr verwenden, sie muss entsorgt werden. Das kostet auch wieder extra, weil es sich um Pharmazeutika handelt, die man nicht einfach ins Waschbecken kippen kann.

Man mag das lächerlich finden, das ist es meiner Ansicht nach aber nicht. Aus grundsätzlichen Erwägungen nicht und weil sich selbst kleine Summen zu großen Posten addieren.

Es gibt außerdem Medikamente, die sehr teuer sind. Man hat dann bei einer nur zur Hälfte verbrauchten Spritze vielleicht einen Rest im Wert von 50 Euro – zum Wegschmeißen. Vielleicht steckt immer noch die Armut in mir, die ich als Kind erfahren habe, weshalb ich auf diese Art von Verschwendung allergisch reagiere. Doch selbst wenn es so wäre: Es ist nicht unser Geld, das wir durch solche Unachtsamkeit verpulvern, es ist das Geld der Versicherten. Und es trägt zu den Kosten bei, die wir an anderen Stellen durch besondere Sparsamkeit wieder kompensieren müssen. Insofern scheint mir die Verschwendung an solch «kleiner» Stelle symptomatisch für das Ganze zu sein. Wir sparen hier und verschwenden dort. Leidtragende sind die Patienten, die Ärzte und die Pflegekräfte.

Das knappste Gut: Zeit

Mit einem Augenzwinkern spekuliere ich: Mir scheint, die wenigsten Ärzte im Krankenhaus haben Übergewicht. Vielleicht rührt es daher, dass wir immerzu in Eile sind. Ich bemerke an mir selbst, dass ich schon kein normales Schritttempo mehr gehen kann, sondern automatisch in eine Art Trab verfalle, wenn ich auf dem Krankenhausflur unterwegs bin. Wir haben einfach nicht genug Zeit, vielleicht mit Ausnahme bei den OPs. Dann arbeiten wir zügig, aber nicht gehetzt. Manchmal verspürt man ein wenig Druck, weil sich die aktuelle OP länger hinzieht als geplant und der nächste Patient auf der Liste steht, ja. Die richtige Hetze jedoch, das ewige Gefühl von Getriebensein, stellt sich in den Krankenzimmern, auf den Fluren, in den Besprechungsräumen ein.

Man darf sich nicht von dem Druck überwältigen lassen,

von dem Sturm der Anforderungen. Dieser Leitlinie folge ich seit Jahren, zumindest meistens. Ich versuche, die Aufgaben so systematisch und organisiert wie möglich anzugehen und durchzuziehen. Das musste ich mir aber selbst beibringen bzw. es mir von guten Vorbildern abschauen. Ich habe viel von einigen meiner Lehrer gelernt, aber auch von den guten Strukturen in manchen Krankenhäusern profitiert. Dieses Wissen, eher eigentlich diese gute Routine, nehme ich überallhin mit. Das fällt den Schwestern sofort auf: «Du arbeitest anders, nach Plan.» Das habe ich schon oft gehört. Es stimmt, ich arbeite nach Plan, damit ich die wenige Zeit, die mir zur Verfügung steht, optimal nutze. Ich fange nicht hier an und mache da weiter, sondern versuche, eine Aufgabe zuerst zu Ende zu bringen, bevor ich die nächste beginne – sofern nicht ein Notfall dazwischenkommt. Das bedeutet auch, dass ich gelegentlich jemanden auf später vertrösten muss. Patienten und ihre Angehörigen beispielsweise haben oft «ganz dringende» Fragen. Subjektiv haben sie sicher recht, aber objektiv habe ich mich auf einer Station um rund 90 Patienten zu kümmern – und für sie sind alle Angelegenheiten irgendwie dringend. Diejenigen, um deren Anliegen ich mich nicht sofort kümmere, fühlen sich dann schon mal zurückgesetzt, aber das ist nicht berechtigt. Ich muss einfach sehr gut strukturieren, um mein Pensum zu schaffen.

Das Thema Zeit ist, wie die anderen Aspekte auch, charakterisiert von Verschwendung und Knappheit zugleich. Ich stecke unglaublich viele Stunden in meiner Ansicht nach sinnlose oder jedenfalls nicht sehr sinnvolle Dinge wie Dokumentation und Bürokratie. Das sind patientenferne Tätigkeiten. Für den Patienten und seine Anliegen bleibt mir im Grunde am wenigsten Zeit. Das Problem mit der Verwaltung liegt einfach darin, dass sie überhandnimmt. Bei einer Mitgliederbefragung des Marburger Bundes, einer der größten Gewerkschaften der Klinikärzte, beklagten sich 60 Prozent der Teilnehmer, dass sie drei Stunden und mehr am Tag mit Verwaltungstätigkeiten verbringen.[58] Dafür sind wir aber nicht Ärzte geworden.

Teilweise alte, nicht aufeinander abgestimmte Systeme

Ich akzeptiere natürlich, dass man Befunde, Behandlungen, verordnete Medikamente usw. schriftlich niederlegen muss, damit die Strategien und Maßnahmen nachvollziehbar sind. Viele Menschen sind mit einem Fall beschäftigt, im Krankenhaus, in der Reha, in der Hausarztpraxis usw. Sie müssen wissen, was geschehen ist, was empfohlen wird, warum man dies getan und jenes verworfen hat. Nur: Da die Systeme der verschiedenen Beteiligten oft nicht aufeinander abgestimmt sind, geschweige denn miteinander vernetzt, haben wir schon jede Menge damit zu tun, um nur die allernotwendigsten Informationen an den Mann bzw. die Frau zu bringen geschweige denn die ganzen Extras, die noch verlangt werden. Die Digitalisierung im Gesundheitswesen ist sowieso ein Thema für sich. Manchmal habe ich den Eindruck, dass wir in der elektronischen Steinzeit leben. Wir arbeiten noch mit Faxen und scannen Berichte und Befunde ein, um sie als PDF irgendwohin zu schicken.

Die Dokumentation ist außerdem die Basis der Abrechnung. Was nicht festgehalten ist, kann nicht abgerechnet werden. Jeder Buchstabe, den ich in das System eingebe, bedeutet Geld. Die Dokumentation täuscht jedoch eine objektive Qualität vor, die sie nicht hat. Sie ist systematisiert und auf digitale

Verarbeitungsfähigkeit zugeschnitten. Ich beschreibe also nicht, was ich tue oder sehe, sondern fülle Rubriken mit Angaben, die das System versteht. Das hat Vorteile, keine Frage, ich will auch gar nicht für jeden Routinehandgriff eine persönlich-individuelle Beschreibung abliefern. Aber der große Nachteil besteht darin, dass ich vorgefertigte Schablonen über etwas Individuelles stülpe. Die Sprache der Dokumentation ist so standardisiert wie das Programm für die Montagestraße in einer Industrieproduktion. Nun lassen sich jedoch manche Phänomene im Zusammenhang mit Krankheit nicht in einer Kurve geschweige denn als 0 oder 1 ausdrücken, müssen aber trotzdem niedergelegt werden. Das bedeutet, dass man anfängt, irgendetwas hinzuschreiben, damit die Rubrik gefüllt ist und zumindest in Andeutung klar wird, worum es sich handelt.

Teilweise sind die Vorschriften, die sich aus dem Dokumentationsdrang und -zwang ergeben, auch total absurd. Ich bin mit einem meiner früheren Chefs einmal ordentlich in Streit geraten, weil er vorsah, dass wir im Frühdienst, in der Nachmittagsschicht und in der Nacht aufzeichnen sollten, in welcher psychischen Verfassung sich der Patient befindet, wie sein Kreislauf ist, welchen Eindruck die Extremitäten machen und wie es um den Darm steht. Bei einem Patienten, der zwar eine schwere OP hinter sich hatte, aber kein Risikofall war, erschien mir das unsinnig. Ich wollte nicht mitten in der Nacht zu dem Mann gehen, seine Bettdecke hochheben und anfangen, ihn zu untersuchen – rein routinemäßig, ohne medizinischen Anlass. Der ungestörte Schlaf ist doch für den Menschen viel wichtiger als irgendein in der Dokumentation niedergelegter Wert. Ich weigerte mich, das zu machen. Der Oberarzt zitierte mich zu sich und redete auf mich ein: «Umes, du musst das erledigen und bitte dokumentieren.» Ich konnte das nicht einsehen und bot an, aufzuschreiben, wenn mir etwas auffällig erschien. «Wenn alles unauffällig ist, brauche ich das doch nicht festzuhalten. Können wir uns nicht darauf einigen, dass ich nur das Außergewöhnliche notiere?» Der Oberarzt schüttelte den Kopf: «Umes, ich versteh dich ja, aber wenn was passiert ...»

Das ist genau der Punkt. Wenn was passiert ... Den ganzen Mist machen wir auch dafür, um uns für den Fall der Fälle juristisch abzusichern. Es geht nicht darum, dass ich den Patienten wirklich anschaue und mir ein Bild von seinem Zustand verschaffe. Es geht nur darum, dass irgendwas da steht, auf das man verweisen kann, sollte es Komplikationen geben. Viele der Tätigkeiten, die dokumentiert werden müssen, sind standardmäßig nicht notwendig, sondern auf Angst oder Unsicherheit begründet. Wenn was passiert und ich nichts geschrieben habe – du liebe Zeit! Da müsste doch zu lesen sein: Darm ist unauffällig, Darmgeräusche sind normal, kein Druckschmerz. Nur, was sagt das aus? Nicht mehr als: keine Auffälligkeiten. Doch da wir Gefangene einer juristisch denkenden Gesellschaft sind, müssen wir uns nach allen Seiten hin absichern. Und sollte das auf Kosten der Zeit mit dem Patienten oder zu Lasten seines Schlafs geht, dann kann man leider nichts dagegen machen.

Der klinische Blick

Die Qualität unseres ärztlichen Handelns hängt wesentlich von der Zeit ab, die wir mit den Patienten verbringen. Diese Zeit muss aber sinnvoll und mit Einfühlungsvermögen gestaltet, nicht von formalen Vorschriften diktiert werden. Es gibt etwas, das nennen wir Mediziner den «klinischen Blick».

Damit ist gemeint, dass wir mit unseren Sinnesorganen und professioneller Intuition den Menschen und seine Krankheit erfassen. Dass wir uns ein Bild verschaffen, das mehr ist als lediglich das Fazit einer Analyse diverser Messergebnisse, sondern auf Erfahrung mit den Menschen (und ihren Krankheiten) beruht. Der klinische Blick ersetzt keine Untersuchung, er ergänzt jedoch die Laborwerte und sonstigen Daten – und interpretiert sie im Kontext des Menschen. Wie ist die Stimmung, wie ist der Händedruck, wie sind die Bewegungen usw.? Den klinischen Blick lernt man nicht im Studium, man erarbeitet sich diesen Blick über Jahre. Viele Schwestern haben übrigens einen sehr ausgeprägten klinischen Blick, einfach weil sie nah dran sind am Patienten. Wir Ärzte und Ärztinnen entfernen uns aber immer mehr von ihm, aufgrund des Zeitmangels und auch aufgrund der ausufernden Bürokratie. Wann komme ich je dazu, mich ausführlich mit einem Kranken zu unterhalten? Natürlich versuche ich in der Aufklärung, also in dem Gespräch vor einer OP, einen fruchtbaren Dialog zu führen. Aber auch dafür ist die Zeit oft knapp, und es gilt zuvorderst – wie immer –, eine ganze Menge Formalia abzuklären.

Doch ich lerne einen Menschen nur kennen, wenn ich ihm Raum gebe, sich zu entfalten, wenn ich ihm ins Gesicht schaue, mich für ihn interessiere und seine Reaktionen wahrnehme. Ich erinnere mich an einen über 70-jährigen Patienten, der schnellstmöglich nach einer OP nach Hause wollte. Er drängte uns schon am dritten Tag, ihn zu entlassen. Aber das war ausgeschlossen, wir konnten ihn auf keinen Fall gehen lassen. Ich bemerkte, dass er unruhig war, geradezu verzweifelt. Ich fragte mich, was mit ihm los war. Seine Werte waren in Ordnung, er schien den Eingriff gut überstanden zu haben. Für seine Aufgeregtheit gab es keinen plausiblen Anlass. In einem Nachtdienst knapste ich mir eine Extraviertelstunde für ihn heraus. Nach ein paar Minuten fasste er Vertrauen zu mir und rückte mit dem Grund für seine Unruhe heraus: Seine Frau war zu Hause, schwer krebskrank. Er wollte sich um sie kümmern, ihr zur Seite stehen. Das heißt, er befand sich die ganze Zeit gedanklich und mit seinem Gefühl im Grunde bei ihr. Er war gar nicht bei uns im Krankenhaus, sondern wollte nur die OP hinter sich bringen und dann weg. Seine Rekonvaleszenz wurde dadurch vielleicht nicht verhindert, aber doch zumindest beeinträchtigt. Und wir hatten nicht gewusst, warum. Einfach, weil keiner im Vorgespräch oder bei einer Visite mal gefragt hatte: Und wie leben Sie? Wer ist bei Ihnen zu Hause? Müssen Sie sich um jemanden kümmern? Wer kann Sie versorgen? Die Lebenssituation gehört doch untrennbar zum Menschen und seiner Erkrankung dazu. Um solche Dinge müssten wir uns viel mehr bemühen.

Wo und wie ich nur kann, werbe ich dafür, dass wir den Menschen viel stärker in den Blick nehmen. Da das aber kein Thema für Fallpauschalen, Abrechnungen und Dokumentation ist, bezweifle ich, dass wir das wirklich schaffen werden.

Die unterschätzte Begegnung: Visite

Visite ist aus dem Lateinischen *visitare* für «besuchen» abgeleitet. Das Team der Station besucht den Patienten, um die nächsten diagnostischen Schritte abzuklären oder den Verlauf einer Behandlung zu verfolgen. Ganz simpel ausgedrückt: Wir wollen schauen, wie es dem Patienten geht, und dafür ist der direkte Kontakt bei unserem «Besuch» wesentlich. Leider läuft er oft nicht so ab, wie er sollte, mit fundiertem Gespräch und richtigem Augenkontakt. Stattdessen sitze ich mit einem Laptop am Bett – und tippe im Rekordtempo die Werte und Daten in die elektronischen Formulare. Es ist schwierig, während der Visite in das Gesicht meines Gegenübers zu schauen. Es befindet sich immer ein viereckiger Bildschirm zwischen mir und ihm.

Während ich mit dem Patienten spreche, erfasse ich seine Aussagen: Gut geschlafen? Geht so. Schmerzen? Nein, keine. Wasserlassen? Nur mit Hilfe. Ich gehe meine Liste durch, und während ich noch die Antwort aufschreibe, stelle ich schon die nächste Frage. Es bleibt mir keine Zeit, den Patienten gründlich zu untersuchen. Er hat Luftnot, wahrscheinlich nicht schlimm, vielleicht ein bisschen Wasser in der Lunge. Ich müsste ihn abklopfen und mit dem Stethoskop abhören. Aber wir müssen weiter, zum nächsten Bett, also schicken wir den Patienten direkt zum Röntgen. Großer Aufwand für ein erwartbares Ergebnis, das ich ohne Strahlenbelastung für den Betroffenen mittels Abhören hätte ermitteln können.

Übrigens: Ist der Patient privat versichert, muss der Chefarzt die Fragen stellen, damit sie entsprechend höher abgerechnet werden können. Ich schreibe in die Dokumentation «Chefarztvisite» und bin nur die Schreibkraft, selbst dann, wenn ich in Wahrheit der behandelnde Arzt bin.

Das Thema Visite liegt mir sehr am Herzen. Ich halte sie für eins der wichtigsten Elemente in der Behandlung. Sie ist essenziell für die Beziehung zwischen Arzt und Patient. Eine gute Visite schafft Vertrauen, liefert Informationen und fördert die gemeinsame Arbeit an der Heilung. Hier manifestiert sich am deutlichsten, dass ein guter Arzt nicht für die Krankheit zuständig sein soll, sondern für den kranken Menschen.

Bei all den präzise gemessenen Werten und bildgebenden Verfahren ist es die persönliche Begegnung, die die wichtigsten Erkenntnisse zu Fortschritten oder Problemen in der Genesung bringt. Aber auch hier gibt es eine unheilvolle Fehlentwicklung. Weil die Visite nicht in die Messschablonen passt, wird sie im Rahmen der Fallpauschalenvergütung schlecht bzw. gar nicht extra bezahlt (außer natürlich die täglichen Chefarztvisiten bei den Privatpatienten). Die Fallpauschalen umfassen ja nur Diagnose und Prozedur, also beispielsweise die OP. Deshalb wird die Visite von einigen Medizinern gern vernachlässigt – aber vielleicht auch deshalb nicht geschätzt, weil die gute Visite eine anspruchsvolle Aufgabe für den Arzt darstellt.

Sehr wichtig bei der Visite ist der körperliche Kontakt, in welcher Form auch immer, sei es durch das Abklopfen oder einfach durch die Berührung der Hände und Füße. Ich prüfe, ob es Wassereinlagerungen, also Ödeme gibt. Wenn es zu keiner Berührung kommt, habe ich immer das Gefühl, dass die Visite insgesamt eigentlich gar nicht stattgefunden hat. Ich nehme zum Beispiel immer die Hand des Patienten, sei es zur Begrüßung oder einfach so. Eigentlich ist es eine banale Geste, aber sie ist doch sehr vielsagend. Gerade bei Menschen, die sich nicht gut ausdrücken können und denen die Worte dafür fehlen, zu beschreiben, wie sie sich fühlen, ist der Handkontakt sehr hilfreich. Wenn einer sagt: «Ach, eigentlich geht es mir ganz gut», aber der Händedruck ist schlaffer als am Tag zuvor, weiß ich, dass ich noch mal nachfragen muss. Oder wenn die Hand ein wenig kalt wirkt, kann das ein Zeichen für ein Kreislaufproblem sein.

Mein großes Vorbild, was gute Visiten angeht, ist Professor Thomas Meinertz. Er war viele Jahre Direktor der Klinik und

Poliklinik für Kardiologie und Angiologie des Universitären Herzzentrums Hamburg und Vorsitzender der Deutschen Herzstiftung. Ich habe seine Visiten als junger Assistent während meiner Ausbildung immer ganz genau beobachtet. Er wandte sich jedem einzelnen Patienten zu, sehr persönlich, sehr interessiert. Immer, wirklich immer, suchte er die Berührung – meistens legte er in Höhe des Herzens seine Hand auf den Brustkorb des Patienten, mit dem er sich gerade beschäftigte. Oft schloss er dabei die Augen und fühlte nur, was das kranke oder operierte Herz machte. Ich weiß nicht, was genau er wirklich spürte, auf jeden Fall war es kein Trick, sondern eine ernst und ehrlich gemeinte Methode der Kontaktaufnahme und Informationserhebung. Seine Aura war unvergleichlich. Die Patienten öffneten sich ihm sofort, die Besorgten fassten Mut und die Aufgeregten entspannten sich. Er schenkte ihnen Energie und Zuversicht. So kam es einem von außen vor, und ich glaube, die Patienten erlebten das tatsächlich so.

Was mir besonders imponierte: Obwohl eine international bekannte Koryphäe, war er sich nicht zu schade dafür, anzupacken, wenn Not am Mann war. Einmal musste ich allein einen Patienten im Bett von einer Station auf die andere schieben, endlose Flure entlang. Das ist nicht so einfach, wie es sich anhört, man kann schnell irgendwo anecken. Professor Meinertz sah mich von weitem: «Herr Umes! Warten Sie einen Moment. Ich helfe Ihnen.» Er lief herbei, übernahm die Sicherung des Fußendes und fuhr mit mir und dem Patienten im Aufzug vom Erdgeschoss in den fünften Stock, bis in das vorgesehene Zimmer. Bis heute wirkt diese Geste der Fürsorge in mir nach. Er war schließlich Ordinarius, Chef von was weiß ich wie vielen Leuten und hätte sich selbstverständlich denken können, dass den Patienten und mich schon irgendeiner unterstützen würde. Aber genauso dachte er eben nicht, sondern anders. Er sah, dass ich in Schwierigkeiten war, und kam mir zu Hilfe, ohne sich auf seinen Rang zurückzuziehen. Seine Aufmerksamkeit lag bei mir – und beim Patienten –, nicht bei ihm selbst.

So war Meinertz' Haltung, als Mensch und als Arzt. Er schrieb etliche Fachaufsätze und -bücher, wandte sich aber immer wieder der «ärztlichen Kunst» zu, jenseits aller Fachlichkeit. «Grundvoraussetzung ärztlicher Tätigkeit ist es, sich für seinen Mitmenschen zu interessieren. Dieses Interesse ist zunächst nicht ziel- oder zweckgerichtet. Es ist vielmehr Ausdruck einer Anteilnahme am Schicksal des anderen. Wer sich nur dann für den Mitmenschen interessiert, wenn er für sich selbst einen Nutzen erwartet, ist für eine ärztliche Tätigkeit ungeeignet.»[59]

Visite als Anteilnahme

Die Visite ist in diesem Sinne der am deutlichsten sichtbare Ausdruck der Anteilnahme, auch wenn jene an vielen anderen Stellen ebenfalls praktiziert wird. Die Patienten warten meist sehr gespannt auf die Visite, weil sie sich Aufklärung über ihren Zustand erhoffen, über Therapien oder den Entlassungstermin. Deshalb ist es unverantwortlich und vor allem sehr respektlos, wenn der Arzt, das Team im Schlepptau, mit der Frage kurz in das Zimmer hineinrauscht: «Und, alles so weit in Ordnung bei Ihnen?», aber die Antwort schon kaum mehr wahrnimmt und dem dokumentierenden Assistenten das Fazit zuwirft: «Zustand stabil.» Oder noch schlimmer: Der Chef in der Uniklinik brilliert vor seinen Assistenten und erklärt ihnen die medizinische Welt anhand dieses «Falls». Er benutzt den Patienten als Objekt, spricht nicht mit ihm, sondern über ihn, so als wäre er gar nicht da oder nur ein anonymes Beispiel aus dem Lehrbuch. Das ist es gerade nicht, was in der Visite geschehen sollte – und dennoch ist es Alltag. Ein Internist nimmt sich 7,5 Minuten Zeit für das Gespräch mit dem Patienten, in den operativen Disziplinen ist die Visite der ganzen Station, die ca. 20 Betten umfassen kann, manchmal in nur 30 Minuten erledigt.[60] Bei den Privatpatienten ist es anders, für die hat der Chef deutlich mehr Zeit.

Selbst wenn mit der Patientin bzw. dem Patienten gesprochen wird: Es findet häufig keine Kommunikation statt. Der Patient muss rasch und möglichst präzise Informationen liefern zu den Fragen, die ihm gestellt werden. Das ist oft gar nicht so einfach für ihn. Der Arzt fragt beispielsweise etwas Bestimmtes ab und weiß, dass es nur zwei Möglichkeiten gibt. Der Betroffene aber nicht, er versucht, den Schmerz, den Druck, die Schwäche oder was auch immer möglichst genau darzustellen, trotz der vielleicht bereits spürbaren Ungeduld seines Gegenübers. (Mangelnde Deutschkenntnisse übrigens, egal auf welcher Seite, verschärfen die Lage.) Als Kommentar auf seine Bemühungen hört der Patient dann einen Haufen unverständlicher Fachbegriffe. «Sie haben offenbar einen Pleuraerguss, und wir müssen eine Pleurapunktion durchführen.» Da weiß der medizinische Laie, und das ist der Patient ja, bestimmt nicht, dass er eine Flüssigkeitsansammlung zwischen Lunge und Brustwand hat, die wir mit einer Nadel herausholen wollen.

Für den Patienten ist es schwierig, sich in den schnellen «Dialog» einzubringen. Er fühlt sich in der Pflicht, zu kooperieren und dem Arzt zu liefern, was er hören möchte. Er befindet sich in einer bittstellenden Position, liegt horizontal im Bett, während die anderen auf ihn herabsehen. Das sind per se ungünstige Bedingungen für die Patienten. Wir Ärzte machen uns das oft nicht mehr bewusst, für uns ist das ja der Alltag. Die kranken Menschen befinden sich jedoch in aller Regel in einer Ausnahmesituation, in der ihnen eher unbehaglich zumute ist. Wir müssten also viel mehr Wert darauf legen, die Visite als wirklichen Austausch zu gestalten. Aber die wenige Zeit aufgrund der schlechten Vergütung und ein möglicherweise falsches Rollenverständnis stehen dagegen.

Standards fehlen oft

Mir ist aufgefallen, dass es in manchen Kliniken keine klaren Vorgaben für die Visite gibt. Die wären aber die notwendige Voraussetzung dafür, dass eine individuelle Zuwendung erfolgen kann und die knappe Zeit so gut, wie es eben geht, genutzt wird. Wichtig ist etwa: Wer im Team spricht welches Thema an? In welcher Reihenfolge? Welche Besonderheiten liegen vor? Welche Etappen sind für den Patienten als nächste geplant? Das sollte alles vorher geklärt sein, nicht etwa erst am Bett des Patienten debattiert werden.

Ein besonders ärgerlicher Knackpunkt ist die nicht frühzeitig erfolgende Information für die Patienten. Sie wissen oft nicht über die nächsten Schritte Bescheid und erfahren in der Visite eher nebenbei: «Morgen geht es dann in die Reha, Herr Meyer, und zwar in die ... Warten Sie, wo steht's denn ... Ah, hier, in die Soundso-Klinik. Na ja, das wird sicher ganz gut laufen für Sie.» Das ist unhöflich und nachlässig! Weder die Patienten noch ihre Angehörigen haben die Möglichkeit, sich gedanklich und praktisch vorzubereiten, Fragen zu stellen, Ziele abzustecken.

Es gibt alle möglichen Gründe für solche Ausfälle, einer

ist wie gesagt der Zeitmangel, ein anderer die schlechte Koordination zwischen den Beteiligten. Meistens verknüpfen sich diese beiden Probleme. Ich habe schon öfter erlebt, dass eine Schwester vor der Visite sagte: «Tut mir sehr leid, Umes, aber ich schaffe das nicht. Ich kann diese Visite mit dir nicht machen, es brennt an allen Ecken und Enden.» Zweifellos stimmt das, nur: Eine Visite ohne Pflegekräfte ist nach meinem Dafürhalten sinnlos. Die Pflegekräfte sind extrem wichtig für die Einschätzung, in welcher Verfassung der Patient generell ist, ich sehe ihn ja immer nur für wenige Minuten. Wie ist die Mobilisation? Kann der Patient allein aufstehen? Hat er neurologische Defizite? Schafft dieser 80-Jährige eine normale Anschlussheilbehandlung, oder müssen wir für ihn eine stationäre geriatrische Reha-Maßnahme organisieren? Das sind alles Dinge, die die Schwester oder der Pfleger weiß, ich als Arzt nicht. Aufgrund der Überlastung sämtlicher Beteiligter finden diese Informationen nicht mehr zusammen. Sie sind und bleiben fragmentiert, fügen sich nicht mehr zu einem Gesamtbild.

Ich versuche, zumindest in meinem Bereich gegenzusteuern und immer etwas Persönliches in die Visite zu bringen, ganz einfache Dinge: «Wie haben Sie geschlafen, besser als gestern Nacht?» Ich frage die Patienten nach ihrem Beruf und wo sie geboren sind, ob sie Familie haben. Wenn sie mir von ihren Kindern oder Enkelkindern erzählen, tritt meistens ein Lächeln in ihr Gesicht. So bringt man sie dazu, vom Kranken zum Menschen zu kommen. Es findet sich immer etwas, woran man anknüpfen kann.

Heilung und Genesung sind Phänomene, bei denen ein großer Teil – manchmal denke ich sogar, der größte Teil – auf einer anderen Ebene stattfindet als auf der mess- und sichtbaren. Deshalb ist es so wichtig, dass wir alle im Krankenhaus miteinander und zueinander sprechen. Nur darüber kann man Wertschätzung und Anteilnahme ausdrücken. Nur so hat man überhaupt die Chance, einen Menschen kennenzulernen, der ja viel mehr ist als seine Krankheit, auf die meine Kollegen und ich vielleicht spezialisiert sind. Es geht nicht darum, Freundschaft mit den Leuten zu schließen, sondern sie als Menschen wahrzunehmen, nicht als Kranke. Dafür müssen wir aber mehr Raum schaffen, mehr Zeit bekommen, mehr Aufmerksamkeit wollen.

Die Freiheit der Ausbildung

Der Beruf des Arztes gehört zu den freien Berufen. Das hat zumindest theoretisch große Vorteile. Praktisch steckt man, wie schon beschrieben, in einem Dickicht von Vorschriften und Vorgaben fest. Auch die Ausbildung ist «frei», anders als in anderen Ländern: Man muss sein Studium nach bestimmten Regeln absolvieren, aber die Facharztausbildung am Krankenhaus ist «frei», das heißt, man kann sich das Krankenhaus und somit auch den ausbildenden Chef- oder Oberarzt aussuchen. Das hat ebenfalls Vorteile, aber der riesengroße Nachteil ist, dass die Freiheit von Regelungen bedeutet, unmittelbar abhängig vom Chef zu sein. Und das kann schreckliche Auswirkungen haben, je nachdem, welcher Charakter einem vorgesetzt ist.

Jeder Student, der sein Medizinstudium abgeschlossen hat, muss sich um seine Ausbildung zum Facharzt kümmern. Normalerweise arbeitet er in dieser Zeit als Assistent bei einem Chefarzt oder Oberarzt im Krankenhaus. Es geht darum, Erfahrung zu sammeln, die Theorie des Studiums in die

Praxis zu überführen und bestimmte Dinge überhaupt erst mal zu lernen. Man hat ja bedauerlicherweise während des Studiums kaum Kontakt zu Patienten. Bei den chirurgischen Fächern ist viel Handwerk vonnöten, da geht es vor allem darum, im Ernstfall, also während einer OP, Entscheidungen zu treffen und diese mit Skalpell und anderen Instrumenten in die Tat umzusetzen – ganz grob gesprochen. Die Landesärztekammern geben Rahmenbedingungen vor, die erfüllt sein müssen, damit man nach einigen Jahren zur Facharztprüfung zugelassen wird. Aber ob das alles wirklich so vonstattengeht – das kontrolliert niemand.

Für angehende Herzchirurgen sind beispielsweise sechs Jahre in einer herzchirurgischen Abteilung vorgesehen. Davon muss man zwei Jahre allgemeinchirurgische Maßnahmen praktiziert haben, etwa in der Ambulanz und in der Notaufnahme. Sechs Monate soll man auf der Intensivstation arbeiten, dabei gelernt haben, zentrale Zugänge zu legen, eine bestimmte Anzahl von Krankheitsbildern behandelt, Ernährungsberatung geleistet und rund hundert Operationen am Herzen durchgeführt zu haben. Man sammelt seine Erfahrungen, bis man im Sinne des Katalogs von allem genug zusammenhat. Aber: Wann wechselt man in welche Abteilung und wie lange bleibt man dort? Das ist die allerwichtigste Frage – und die beantwortet einzig und allein der Chef. Es gibt Kliniken, die einen Ausbildungsplan für ihre Assistenten erstellen, so wie jeder Friseurmeister es für seine Azubis machen muss. Aber meinem Gefühl nach tun es 90 Prozent der Chefärzte nicht. Sie entscheiden nach Gutdünken und persönlicher Neigung, aus taktischen Erwägungen oder lassen einfach alles irgendwie laufen.

Machtinstrument Ausbildung

Der entscheidende Punkt ist also: Wann kommt man auf welche Station? Man ist ja nicht der einzige Assistent, sondern einer von vielleicht zehn. In den sehr kleinen Häusern können es auch nur fünf sein, in den ganz großen bis zu dreißig. Die Rotation muss unter allen organisiert werden. Genau das ist das Machtinstrument, mit dem die Assistenten unter Kontrolle gehalten werden. Manche warten vier Jahre darauf, dass sie von der Normal- auf die Intensivstation wechseln können. Nicht weil sie schlecht wären und ihnen noch zu viele Fähigkeiten fehlten, sondern im Gegenteil: Sie sind sehr gut. Wenn sie zusätzlich zu ihren Qualitäten noch Erfahrungen auf der Intensivstation vorweisen können, verschafft ihnen das mehr Möglichkeiten, zum Beispiel, an eine andere Klinik zu wechseln. Leute mit Intensiverfahrung sind begehrt, sie können überall eingesetzt werden. Wen man also halten will, den lässt man erst mal nicht auf die Intensivstation. Der Chef muss natürlich ein Gefühl dafür haben, dass er den Bogen nicht überspannt. Wenn die Assistenten zu sehr frustriert sind, weil es nicht vorangeht, wandern sie schließlich ab und versuchen es an einer anderen Klinik.

Operationserfahrungen sind essenziell für angehende Chirurgen, das versteht sich von selbst. Zur Prüfung zugelassen wird man, wenn der Chef bescheinigt, dass man die vorgeschriebene Anzahl von OPs erreicht hat. Eine OP wird für den Assistenzarzt nur gezählt, wenn er als Operateur im Protokoll steht. Wenn er lediglich assistiert hat, gilt es nicht. In vielen Bundesländern sind beispielsweise für Herzchirurgen hundert Operationen vorgegeben. Ob sie die tatsächlich erreicht haben, wird aber nicht kontrolliert. Und selbst wenn es etwa die Ärztekammer versuchte (was sie nicht tut), käme sie nicht weit. So kann es sein, dass auch jemand zugelassen wird, der deutlich weniger Erfahrung hat als hundert OPs. Er wird dann trotzdem Facharzt.

In diesem Abhängigkeitsverhältnis muss der Assistent auch Dinge tun, die klar gegen bestimmte Vorschriften verstoßen. Wenn der Chef sagt: Bleib jeden Tag zwei Stunden länger, aber schreib keine Überstunden auf – dann macht der Assistent das, weil er weiß, dass er seine Prüfungszulassung in überschaubarer Zeit in den Wind schreiben kann, wenn er nicht kooperiert. Oder wenn er einen Anruf im Urlaub aus dem Sekretariat erhält: «Der Chef möchte, dass Sie sofort zurückkehren und einspringen. Hier ist jemand ausgefallen.» Dann fährt er natürlich so schnell wie möglich zurück. Oder wenn er den Freizeitausgleich nicht so gestalten darf, wie er will, sondern in der Stadt bleiben soll, damit er jederzeit als Ersatz zu Verfügung steht. Der Chef hat ihn in der Hand und kann die Schraube so weit anziehen, wie er es für richtig hält. Der Assistent muss ihn bei Laune halten, sonst sind seine Perspektiven schlecht.

Man benötigt also, sagen wir mal: die «Zuneigung» des Chefarztes, damit man eine Aussicht hat, aus der Mühle herauszugelangen und die Ausbildung zu beenden. Diese Zuneigung kann allerdings auch hinderlich werden. Wenn der Chef die Fähigkeiten eines Mitarbeiters sehr schätzt, aber gerade keine Stelle für ihn als Facharzt frei hat, wird er ihn möglichst lange im Assistentenstatus halten, um ihn nicht zu verlieren. Denn hat derjenige seine Facharztprüfung erfolgreich absolviert, stehen ihm die Türen in anderen Kliniken offen, und dann wird er ziemlich schnell weg sein. Je nach Disziplin könnte er sich auch niederlassen. Dazu kommt, dass Assistenten ein niedrigeres Gehalt erhalten als Fachärzte. Im Sinne des sparsamen Wirtschaftens ist es also vorteilhaft, aus den Assistenten nicht zu schnell Fachärzte zu machen.

Es gibt aber Fälle, in denen von diesem Prinzip abgewichen wird. Beispielsweise wenn sich ein Sohn oder eine Tochter von einem Kollegen in der Ausbildung befindet. Bei ihnen kann es durchaus sein, dass die Rotation über die verschiedenen vorgeschriebenen Stationen reibungslos und zügig läuft, mit den festgelegten ärztlichen Tätigkeiten oder ohne sie. Da bestehen freundschaftliche oder auch berufliche Verbindungen, die einiges ermöglichen, wovon etliche andere nur träumen können. Das frustriert selbstredend die nicht so begünstigten Assistenten besonders. Aus diesen und weiteren Gründen gibt es unter den Assistenten stets eine Konkurrenzsituation um die Zuwendung des Chefs und einen latenten «Krieg» um die Ressourcen, hier in Form der nächsten Station, auf die man wechseln wird. Die alte Regel «Teile und herrsche» ist im Krankenhaus sehr lebendig und wird geschickt angewendet.

Die Auslandsoption

Ganz ohne Protektion kann es schwer werden. Ich war schon sieben Jahre in der Ausbildung und hatte noch keine einzige große OP selbständig durchgeführt. Das machte mich wütend und verzweifelt. Ich habe das Studium mit großer Anstrengung aufgrund meiner finanziellen Situation durchgezogen, immer im Vertrauen darauf, dass ich anschließend eine geregelte Ausbildung erhalte, die mich bald ans Ziel brächte. Stattdessen verharrte ich über Jahre in einer Art unausgesprochener Warteposition. Anfangs dachte ich noch, na gut, läuft jetzt gerade nicht ideal, aber bald wird es besser. Doch die Zeit zog sich. Ich überlegte ernsthaft, ins Ausland zu gehen. Zweimal war ich ganz knapp davor, es zu tun, hatte mir sogar schon eine Klinik in Zürich angeschaut. Ich hätte mehr verdient, eine geregelte Ausbildung genossen und nicht so viele Stunden in der Woche arbeiten müssen. Nur Vorteile!

Der einzige Nachteil lag bei mir. Ich liebe Hamburg, das ich, auch wenn ich anderswo geboren bin, als meine Heimatstadt betrachte, und wollte nicht dauerhaft ins Ausland. Abgesehen von meinen persönlichen Problemen im Hinblick auf einen Umzug in die Schweiz: Was für eine Verschwendung von Steuergeldern! Das Medizinstudium ist das teuerste Studium überhaupt. Es kostet den deutschen Staat, also Menschen, die jeden Tag zur Arbeit gehen und auf ihr Gehalt Steuern zahlen, rund 250 000 Euro. Diese Summe wäre ohne Ertrag für das Gemeinwesen weg gewesen, sozusagen mit mir emigriert. Will man das? Lässt sich das vertreten?

2019 wanderten knapp 1900 Ärztinnen und Ärzte ins Ausland aus, die meisten in die Schweiz, nämlich 570. Dann folgen die USA als Zielland mit 105 Auswanderern, Österreich mit 260, nach Griechenland gingen 51, nach Großbritannien, Spanien, Italien und Frankreich jeweils um die 40.[61] 1900 pro Jahr erscheint mir sehr viel. Es sind sicher gelegentlich familiäre Motive dabei, aber ich denke, dass in vielen Fällen der Frust über die Arbeitsbedingungen hier in Deutschland so groß ist, dass man Nachbarländern wie der Schweiz oder Österreich den Vorzug gibt. 44 Prozent der Wechsler gingen 2019 dorthin.

Letztlich bin ich nicht ausgewandert, sondern habe lediglich das Krankenhaus gewechselt und bin in ein anderes Bundesland gegangen. Das ist hier in Deutschland jederzeit möglich, und diese Freiheit stellt einen der wenigen großen Vorzüge des Systems dar. Es ist nicht ganz einfach, sie zu nutzen. Denn ein Wechsel kostet auf jeden Fall Zeit: Man muss

sich in ein bereits vorhandenes System von Mitarbeitern ein-
fügen, wieder neues Terrain erobern. Das ist anstrengend, und
man schafft es nicht einfach so. Aber es ist eine sehr gute Op-
tion, wenn man beispielsweise aus familiären Gründen wechseln muss, weil der Ehepartner versetzt wurde oder Ähnliches.
Es besteht grundsätzlich die Freiheit, mitzugehen und seine
Ausbildung an einem neuen Ort fortzusetzen.

Meiner Ansicht nach benötigen wir dringend mehr Kontrolle in der Ausbildung. Der Marburger Bund hat bereits
Vorstöße unternommen, aber diese Ideen sind noch nicht in
neue Regeln umgesetzt worden. Eine Möglichkeit wäre zum
Beispiel, dass die Ärztekammer die Qualität der Ausbildenden und ihre Tätigkeit viel mehr kontrolliert. Zwar benötigt
der Chefarzt eine Ausbildungsbefugnis, das heißt eine Bestätigung, dass die Ausbildung in seinem Haus anerkannt wird.
Aber das war's auch schon. Es wird nicht geprüft, wie viele
Ausbildungen pro Jahr er zum Abschluss bringt, ob es unerklärliche Schwankungen gibt und wie die Ausbildung inhalt-
lich läuft. Warum etwa ein Assistent im zweiten Jahr schon
operiert, ein anderer, der bereits drei Jahre auf der Station
ist, aber nicht. Wird einmal im Jahr ein Ausbildungsgespräch
zum Status quo durchgeführt? Erhält jeder Assistent eine
objektive Rückmeldung zum Stand seiner Leistung? Wird er
gefördert im Hinblick auf den Abschluss seiner Ausbildung?
Da keine Kontrolle existiert, gibt es selbstverständlich auch
keine Sanktionen. Jeder Chef darf so weitermachen, wie
er es schon immer gemacht hat. Es gleicht einem feudalen
System.

Die Bundesärztekammer fordert, dass elektronische Logbücher eingeführt werden, in denen diese Aspekte einer Ausbildung dokumentiert werden müssten und geprüft werden

könnten. Flächendeckend durchgesetzt hat sich diese Einrichtung bisher nicht, weil zunächst die (Muster-)Weiterbildungsordnungen in Landesrecht umgesetzt werden und in den Landesärztekammern in Kraft treten müssen.[62] Es wäre dringend nötig, das Verfahren zu beschleunigen und die Aussagekraft dieser Logbücher verbindlich festzulegen. Es ist unverantwortlich, die jungen Ärzte im Stich zu lassen und dem Frust zu übergeben. Das greift ihre Motivation an, und es schickt im Zweifel schlechte Ärzte zu den Patienten.

Manche Assistenten halten die Ausbildung nicht bis zum Ende durch. Andere schaffen sie, entscheiden sich aber gegen eine ärztliche Tätigkeit, gehen also zu Behörden, Verbänden, Versicherungen, Pharmakonzernen, Rentenkassen, zum Medizinischen Dienst der Krankenkassen oder sonst wohin. Sie erfüllen dort sicher auch wichtige Aufgaben, aber am dringendsten wäre nach meinem Dafürhalten, dass wir die Versorgung der Patienten gewährleisten, und dazu trüge eine erträgliche Ausbildung bei.

Vor- und Nachteile in anderen Ländern

Im Ausland läuft es anders. In den USA beispielsweise weiß der angehende Facharzt vom ersten Tag an, wann er seinen letzten Tag haben wird. Es gibt Ausbildungspläne, und die Vorgesetzten müssen sie befolgen. Anderenfalls drohen Sanktionen. Es ist ein Sicherheitselement für den werdenden Arzt. Und letztlich auch für die Patienten. Sie können sich darauf verlassen, dass der Arzt, der sie behandelt, in seiner Ausbildung genau das gelernt und ausgeführt hat, was vorgeschrieben ist. Ich will jedoch die Ausbildung in den USA nicht schönreden, sie ist entsetzlich anstrengend. Die Assistenzärzte verdienen sehr wenig Geld und müssen dafür sehr, sehr viel arbeiten. Wir hier in Deutschland sind angestellt wie wissenschaftliche Mitarbeiter, sie in den USA stattdessen tatsächlich eher in der Situation von Auszubildenden. Dazu beginnen sie ihre Assistentenzeit in der Regel mit einem Haufen Schulden, weil sie das Studium selbst finanzieren müssen. Vieles läuft über Stipendien, aber es bleibt noch genügend Eigenanteil übrig, den es zu stemmen gilt. Der Druck, unter dem sie stehen, ist also sehr groß.

In Großbritannien weiß der Assistent, der sich um eine Ausbildungsstelle für eine bestimmte Disziplin an einem bestimmten Krankenhaus bewirbt, ebenfalls, wann er dort fertig sein wird, nämlich genau sechs Jahre später. Allerdings begrenzt das die Zahl der Ausbildungsstellen eines Krankenhauses, da es kaum Fluktuation gibt. Für den Bewerber ist es von Vorteil, er weiß, dass er im Falle seines Einstiegs dort bis zum Ziel bleiben wird.

Auch andere Länder arbeiten so. Diese genau vorgezeichnete Laufbahn bietet viel Sicherheit, man kann einfach gut planen. Doch auch in diesem System ist ein gravierender Nachteil enthalten: Man muss sich von Anfang an festlegen. Wer sich auf eine Assistentenstelle als Chirurg bewirbt und genommen wird, muss Chirurg werden. Die Fachrichtung zu wechseln, ist äußerst schwierig. Man geht also das Risiko ein, erst in einem relativ weit fortgeschrittenen Stadium seiner Ausbildung zu erkennen, dass man für eine bestimmte Fachrichtung nicht geeignet ist. Zu wechseln, wenn man schon so viel Zeit in die Realisierung seines Berufswunschs gesteckt hat und bereits Mitte dreißig ist, fällt schwer. Deshalb meine ich, dass wir die Vorteile unseres Systems stärken und die Schwächen ausmerzen sollten. Mir ist bewusst, dass das eine große

Aufgabe wird. Elektronische Logbücher oder was auch immer mögen hilfreich sein, aber grundlegend wäre eine Veränderung der mentalen Struktur. Die Hierarchie im Krankenhaus und die Verteidigung der Besitzstände stehen dem entgegen. Viele Vorgesetzte meinen, es müsste immer so weitergehen, wie sie es selbst erlebt haben. Aber jüngere Generationen haben andere Vorstellungen von ihren Lebensverhältnissen und Lebenszielen. Wenn sie keine Möglichkeit sehen, sie zu verwirklichen, wenden sie sich ab oder sie verhärten. Weder das eine noch das andere kann im Sinne der Medizin sein.

Herrenzirkel und Frauen im Bermudadreieck

Gut 62 Prozent derjenigen, die Humanmedizin studieren, sind ...? Ja, genau, 62 Prozent sind Frauen.[63] Bei den Abschlussprüfungen liegen die Frauen ebenfalls vorn: 60 Prozent der Abschlüsse gehen auf ihr Konto, auch wenn man die Promotionen separat betrachtet.[64] 13 Prozent der Führungskräfte in der klinischen Medizin sind ...? Ja, genau, 13 Prozent sind Frauen.[65] Es klafft ein riesiges Loch zwischen vielversprechendem Anfang und erreichtem Ziel. Ein Großteil der Frauen verschwindet wie in einem Bermudadreieck innerhalb von rund 15 bis 20 Jahren von der Karriereleiter. Wie kommt das? Über mangelnde Intelligenz braucht man sicher keine Vermutungen mehr anzustellen. Bestimmt gibt es einige Frauen, denen eine Karriere nicht so viel bedeutet, andere haben festgestellt, dass Medizin doch nicht das Richtige für sie ist, usw. Immer wieder wird auch darauf hingewiesen, dass Frauen zu wenig netzwerken, dass sie sich nicht offensiv genug in den Vordergrund spielen und zu Selbstzweifeln neigen, wo

Männer felsenfest von sich überzeugt sind. Aber diese Gründe erklären letztlich nicht, dass derart viele leitende Positionen von Männern besetzt sind und nicht von Frauen, obwohl so viele Frauen Medizin studieren.

Ich glaube, dass die derzeitigen Strukturen es Frauen schwer machen, nach oben zu kommen. Generell weiß man, dass Vorgesetzte die Nachwuchskräfte bevorzugen, die ihnen ähnlich sind. Männer bevorzugen also Männer des (mehr oder weniger) selben Typs bei der Beförderung, protegieren sie mehr als Frauen. Diese Zwangsläufigkeit zu durchbrechen und als Frau von einem Mann gefördert zu werden, ist eine Riesenaufgabe und gelingt nur selten. Es wachsen daher auch kaum Frauen in den Führungsetagen nach, die wiederum Frauen besonders fördern könnten – ein Teufelskreis. In unserem sehr hierarchisch organisierten Ausbildungsbetrieb haben die Männer das Sagen. Und an der Spitze vor allem die älteren Männer. Man kann sie bestimmt nicht alle über einen Kamm scheren, aber ich bin sicher, dass eine Menge von ihnen mehr oder weniger bewusst die alten Rollenmodelle für die natürlichen hält.

Deshalb werden auch weiterhin in Bewerbungsgesprächen von Frauen Fragen auftauchen wie: «Was haben Sie sich denn zur Familienplanung gedacht? Haben Sie vor, Kinder zu bekommen? Was macht Ihr Mann denn so?» Ob das erlaubt ist oder nicht, spielt keine Rolle. Selbst wenn es nicht ausdrücklich erwähnt wird, schwebt doch immer die «drohende» Schwangerschaft über der Einstellung einer Frau. Das scheint sie für den Beruf generell «untauglich» zu machen. Und die Frauen müssen sich ja tatsächlich fragen, ob sie sich zutrauen, in diesem wenig frauenfreundlichen System auch noch eine Familie zu gründen. Wahnsinnig viel Zeit haben sie nicht mehr, sie sind ja schon knapp 30 Jahre alt, wenn sie als Assistentin anfangen.

Weibliche Karrieren im Krankenhaus schwierig

Es gibt zwar schon seit rund 15 Jahren Initiativen wie das «Familienfreundliche Krankenhaus». Damit soll die Vereinbarkeit von Familie und Beruf für die Angehörigen sämtlicher Berufe im Krankenhaus verbessert werden, etwa durch die Einrichtung von Kinderbetreuungsmöglichkeiten im Krankenhaus, bessere, vorhersehbare Diensteinteilung, Jobsharing auch in Führungspositionen, Väterbeauftragte usw. Aber wie weit das praktiziert wird, ist jedem Krankenhaus selbst überlassen, es gibt keine verbindlichen Vorgaben. Weiterhin sind die Schichten und Dienstpläne so gestaltet, dass sie mit einem halbwegs geregelten Familienleben nicht oder nur schwer übereingebracht werden können, Stichwörter 24-Stunden- oder Bereitschaftsdienste. Teilzeitarbeit ist selten, in der Ausbildung noch seltener. In Vollzeit braucht man für die chirurgische Ausbildung mindestens sechs Jahre, wenn alles gutgeht. Teilzeitjahre dazwischenzuschieben verlängert die Ausbildung auf unbestimmte Zeit. Außerdem ist in der Medizin, wie in anderen Branchen auch, Teilzeit für die Karriere meist nicht förderlich. Susanne Johna, Vorsitzende des Marburger Bunds und Oberärztin, berichtet von einschlägigen Bemerkungen, als sie nach der Babypause mit einer halben Stelle zurückkam, etwa: «Ach schade, ich dachte, aus Ihnen wird mal was.»[66]

Selbst wenn man keine Kinder bekommen möchte oder schon größere hat, werden die Arbeitsbedingungen oft als zu belastend empfunden. Da sind nicht nur die langen Dienste und die oftmals schlecht geplante Diensteinteilung, sondern auch der autoritäre Habitus, der den Jüngeren als nicht angemessen erscheint, ihnen schlicht auf die Nerven geht. Gerade in der Chirurgie ist der Ton oft ruppig. Ich habe oft von Kolleginnen gehört, dass sie die unterschwellige Herabsetzung als Frau entwürdigend empfanden. So beklagte sich eine, die die einzige Frau im Team war, dass vom Chef immer wieder Bemerkungen kamen wie: «Das schaffen Sie doch auch, Frau XY, oder?»

Der Berufsverband der Deutschen Chirurgen veröffentlichte 2019 eine Umfrage, in der die Gründe der älteren Chirurgen untersucht wurden, über das Ruhestandsalter hinaus zu arbeiten. Um Geld geht es den sogenannten Silver Workern in der Regel nicht. Die wichtigen Motive sind das Selbstwertgefühl und der Wunsch, Wertschätzung zu erfahren. Ich denke mir, das hängt wesentlich an der Position. Interessant sind meiner Ansicht nach die Unterschiede in der Wahrnehmung der Wertschätzung. Die Älteren hatten kaum den Eindruck, dass ihre Generation die Karrierefortschritte des Nachwuchses behindert (23,39 Prozent). Von den Jüngeren (Männern und Frauen) meinten aber 52 Prozent, dass in der Klinik ein autoritärer Umgangston vorherrscht.[67] Eine bezeichnende Abweichung, wie ich finde.

Man kann darauf hoffen, dass sich das Problem von allein regelt, wenn die Älteren dann irgendwann mal wirklich in Rente gehen. Aber will man tatsächlich darauf warten? Zum einen prägen sie auch für die Nachkommenden noch lange den Ton. Zum anderen verlieren wir bis dahin eine Menge gut ausgebildeter Frauen, die in andere Berufe gehen oder zu Hause bleiben. Und damit entgeht den Kollegen sowie den Patienten ein spezifisch weiblicher Blick, auf den man nicht einfach verzichten sollte. Es ist eine Verschwendung von Talenten, persönlichen Lebensentwürfen und im Übrigen auch von Steuergeldern, wenn wir zulassen, dass den Frauen die Aussichten auf die oberen Etagen verwehrt bleiben.

6.
Der mündige Patient

Der Patient bzw. die Patientin ist der Dreh- und Angelpunkt des Gesundheitswesens. Was würden wir machen, wenn es ihn nicht gäbe? Er ist der Grund, warum wir überhaupt existieren, wir Ärzte, Pflegende, Therapeuten, Verwaltungsspezialisten usw. Allerdings gerät bei all der Systemeffizienz und Supermedizin, um die wir uns bemühen, bei dem Riesenapparat, den wir aufrechterhalten, der Patient leicht in den Hintergrund. Doch selbst wenn ich heftig kritisiere, dass wir den Patienten aus den Augen verlieren, muss ich sagen: Er verliert sich selbst auch. Weil er die Verantwortung für sich auf uns überträgt und davon ausgeht, dass er durch das bestehende Rundum-Versorgungssystem automatisch Anspruch auf alles hat. So leistet er, sicher ungewollt, seinen Beitrag zur Überdehnung des Systems mit all seinen unangenehmen Begleiterscheinungen.

Wer hat das Steuer in der Hand?

Man kann Compliance sagen oder Willen oder Kooperation – es geht stets um dasselbe, nämlich um das Mitwirken des Patienten an seiner Genesung. Wir Mediziner und Pflegekräfte können noch so gut ausgebildet und engagiert sein: Letztlich hängt es immer vom Patienten ab, ob wir Erfolg haben. Damit meine ich nicht, dass der Patient Herr über sein Leben und seine Gesundheit ist. Das ist in dieser Absolutheit natürlich nicht der Fall. Doch er hat enormen Einfluss darauf, dass wir im Rahmen des Erreichbaren an das Ziel kommen können. Er hat es in der Hand, ob wir Fortschritte machen und unsere Anstrengungen Früchte tragen.

Sehr viele Menschen im Krankenhaus sind daran beteiligt, einen Kranken wieder gesund zu machen. Vom Chefarzt bis zur Putzfrau tragen alle dazu bei. Der eine sorgt für die kompetente Behandlung, die andere für ein sauberes Zimmer. Dazwischen gibt es die vielen weiteren Unterstützer wie Assistenten, Pflegekräfte, Köche usw. Außerhalb des Krankenhauses sind ebenfalls eine Menge Menschen damit beschäftigt, dem Kranken wieder auf die Beine zu helfen, die Angehörigen, der Hausarzt, Therapeuten, Reha-Spezialisten und viele weitere. Alle beziehen ihren Einsatz auf den kranken Menschen, alles geschieht seinetwegen. Nun könnte man denken, dass die Rollen damit klar verteilt sind: Der Patient nimmt an, was die anderen geben. Aber so ist es nicht bzw. nur auf der äußersten Oberfläche. Ob unsere Maßnahmen eine Chance auf Wirkung haben, liegt einzig und allein am Patienten. Er muss den Willen haben, gesund zu werden – sonst nützt alles nichts.

Wenn ich diese Botschaft den Patienten überbringe, sind die meisten erstaunt. Sie haben sich darauf eingerichtet, dass ich als Arzt die Führung übernehme und sage, was gemacht wird. Und das soll dann zum gewünschten Erfolg führen. Doch da muss ich sie enttäuschen. Und auch ein bisschen ermahnen. Ich erkläre das immer mit dem Beispiel eines Ruderboots, einem Achter beispielsweise. Da sitzen acht Leute im Boot und legen sich in die Riemen, um das Ziel zu erreichen. Der neunte Mann hockt nur so da, ohne Ruder. Er kommt nicht ins Schwitzen, strengt sich nicht an, scheinbar tut er nichts. Doch das täuscht. Er gibt die Kommandos, bestimmt die Taktik und die Geschwindigkeit sowie selbstverständlich die Richtung. Genauso verhält es sich mit der Rolle des Patienten. Wenn er nicht will, können wir nichts ausrichten. Wir dümpeln herum, strengen uns an, aber ohne die Richtung zu finden, geschweige denn ans Ziel zu kommen. Wir brauchen den Steuermann, den Patienten.

Ich bringe den Ruderbootvergleich immer dann an, wenn ich merke, dass sich der Patient fallen lässt. Wenn er sich in einer Haltung einrichtet: Ich bin ja krank und kann nichts tun, macht ihr mal. Dann sage ich ganz klar, dass das alles nichts wird, bis er sich aufraffen und die Initiative ergreifen wird. «Herr Doktor, ich kann nicht aufstehen, ich kriege keine Luft.» Wie oft habe ich den Satz schon gehört, ein paar Tage nach einer OP. Meistens fällt meine Antwort ziemlich nüchtern aus: «Ja, wenn Sie den ganzen Tag liegen, ist es kein Wunder, dass Ihnen die Luft wegbleibt. Sie müssen sich bewegen, aufstehen, herumgehen, auch wenn es sich am Anfang unangenehm an-fühlt. Operiert werden, sich ins Bett legen und davon gesund werden: So funktioniert es leider nicht. Sie müssen das Steuer übernehmen, Sie sind der Steuermann.» Wenn Neulinge aus der Uni bei der Visite dabei sind und mich so reden hören, machen sie große Augen. Sie sind irritiert, dass ich der Betei-ligung des Patienten so viel Wert beimesse. Und auch darüber, dass ich das so unverblümt und fordernd ausdrücke. Im Studi-um lernt man kaum etwas über die seelische Komponente des Körpers und den Einfluss der Psyche auf das Geschehen. Aber es ist meine volle Überzeugung, dass die Entscheidung beim Patienten liegt: Will er seine Aufgabe übernehmen oder nicht?

Um nicht missverstanden zu werden: Ich treibe den Kranken damit nicht zu Leistungen an, die über seine Kraft gehen. Schon gar nicht setze ich Menschen unter Druck, die unheilbar krank sind und sich womöglich im Sterbeprozess befinden. Ich mache im Normalfall jedoch deutlich, dass sich die Genesung nicht mechanisch vollzieht – auch nicht, indem wir Profis nach irgendwelchen Regeln handeln sowie die richtigen Medikamente und Geräte einsetzen. Die Verantwortung für sich selbst zu übernehmen, ist Teil der Autonomie des Patienten, es ist – wenn man so will – die andere Seite des Selbstbestimmungsrechts.

2013 wurde zur Selbstbestimmung ein Gesetz erlassen. Es geht um die «Verbesserung der Rechte von Patientinnen und Patienten». Das Gesetz steht im Bürgerlichen Gesetzbuch und regelt Dinge wie Einsicht in Akten, Beweislast für Behandlungsfehler, Aufklärungspflichten und anderes. Ich finde das klug und richtig. Am besten jedoch gefällt mir ein Satz, der allerdings eher selten zitiert wird (§ 630c): «Behandelnder und Patient sollen zur Durchführung der Behandlung zusammenwirken.»[68] Und das geht meiner Ansicht nach nur so: Wir übernehmen die fachliche Seite, er die persönliche.

Ich erachte es als sehr wichtig, dass wir das schon früh klären, und halte damit auch nicht hinterm Berg: «Ich möchte Ihren Willen erleben. Ich möchte, dass Sie uns ganz klar sagen, wohin die Reise geht. Wenn Sie das nicht unterstützen, werden Sie nicht gesund.» Mit dieser klaren Ansage habe ich nahezu ausschließlich gute Erfahrungen gemacht. Es ist besser, wenn jeder weiß, was von ihm erwartet wird und was er selbst leisten kann bzw. soll.

Die Forderung nach Compliance resultiert für meine Begriffe aus dem, was Medizin kann und soll. Ich bin der Ansicht, dass die Medizin dafür da ist, Lebensqualität zu bewahren oder wiederherzustellen. Damit meine ich nicht, dass irgendein Wellness-Anspruch erfüllt wird. Lebensqualität besteht beispielsweise darin, dass einem die Angst vor einem unmittelbar bevorstehenden Tod aufgrund einer schlecht funktionierenden Herzklappe genommen wird. Oder dass man gute Aussichten hat, lang genug zu leben, um den Enkel aufwachsen zu sehen. Es geht dabei nicht vordergründig um ein längeres Leben, selbst wenn es verlängert wird. Sondern es geht um ein Leben, in dem man so gesund ist, dass man das verwirklichen kann, was einem viel wert ist, was einem am Herzen liegt.

Die Lebensverlängerung als solche, losgelöst von diesem Kontext, sehe ich nicht als meine Aufgabe an. Mir ist bewusst, dass etliche Mediziner – und viele Patienten mit ihren Angehörigen – das anders auffassen bzw. sich erhoffen. Ich finde jedoch, dass man immer betrachten soll, welche «Kosten» eine Lebensverlängerung von dem Menschen erfordert, an dem sie vollzogen wird. Wenn über das gebotene Maß hinaus beatmet wird oder eine Chemotherapie mit ihren Nebenwirkungen fortgesetzt wird, obwohl es keine Chance auf Genesung gibt – dann spielt die Qualität dieses Lebens offenbar keine Rolle. Es geht dann nur noch um die Quantität der Dauer. Im Abschnitt über das Sterben gehe ich auf diesen Aspekt noch weiter ein.

Compliance ist auch in diesem Sinne Verantwortungsübernahme. Jeder Patient und jede Patientin muss Verantwortung für sich selbst übernehmen. Das betrifft nicht nur Entscheidungen, sondern bezieht sich vor allem auf das Handeln, auf das «Arbeiten» an der Wiederherstellung seiner Lebensqualität. Wenn der Patient glaubt, dafür sei ausschließlich ich verantwortlich, hat er eigentlich schon verloren. Viele Patienten betrachten mich jedoch als «Erfüllungsverantwortlichen» für ihren Wunsch, gesund zu werden: «Sie sind doch der Arzt.» Ja, das bin ich. Aber er ist der Patient, es ist sein Körper und seine Gesundheit, um die es geht. Außerdem bin ich auch der Arzt für rund hundert weitere Patienten, die ebenfalls ihre Wünsche an mich richten. Er tut also aus mehreren Gründen gut daran, aktiv zu werden und sich um sich zu kümmern. Keiner kann das so gut wie er.

Ich stehe immer an der Seite des Patienten und ergreife Partei zu seinen Gunsten – aber ich nehme ihn auch in die Pflicht. Jedenfalls so gut ich kann.

Reparatur als Dienstleistung

Ein entfernter Verwandter von mir, ein junger Mann von 35 Jahren, ist übergewichtig. Nicht dick, sondern richtig fett. Manchmal glaube ich, dass er sich nur von Cola und Pizza ernährt. Seit einiger Zeit nimmt er Tabletten gegen seinen hohen Blutdruck. Als ich das mitbekam, war ich entsetzt. «Wieso hat dein Arzt sie dir verschrieben? Hat er nicht zu dir gesagt, dass du erst mal abnehmen und Sport treiben sollst?» Er verneinte, und ich war empört darüber, dass der Arzt leichtfertig Medikamente verteilte, statt meinen Verwandten zur Eigeninitiative zu animieren. Aber wahrscheinlich hat er geschwindelt. Wahrscheinlich hat ihm der Arzt erklärt, wie günstig sich ein normales Gewicht und ein bisschen Bewegung auf den Blutdruck auswirken. Doch mein Verwandter entschied sich für die bequeme Lösung: täglich eine Pille und alles andere läuft weiter wie bisher. Ich schaffte es nicht, ihm die Einsicht zu vermitteln, dass er es mit Mitte dreißig noch in der Hand hat, umzusteuern. Dass seine Lebensqualität steigen würde, wenn er nicht mehr auf jedem Treppenabsatz keuchend stehenbleiben müsste. Und dass die Langzeitfolgen seiner schlechten Ernährung mit Diabetes, Zahnproblemen, Gelenkverschleiß, jahrelanger Medikamenteneinnahme usw. sehr unangenehm würden. Kein Erfolg.

Menschen wie mein Verwandter schaden nicht nur sich selbst, sie missbrauchen auch unser Gesundheitssystem – ihn darauf hinzuweisen, habe ich mir jedoch gespart. Das hätte bestimmt nichts genutzt. Da er für sich selbst schon keine Verantwortung übernimmt, ist ihm die Solidargemeinschaft sicher erst recht egal. Aber mir ist sie nicht egal. Ich kann mich nicht über Verschwendung und profitorientierte Überversorgung der Mediziner aufregen, ohne gleichzeitig darauf zu schauen, wie sehr das Gesundheitssystem von der anderen, der Patientenseite in Anspruch genommen wird. Der Vorteil hier in Deutschland ist, dass jeder versorgt wird. Das ist eine riesengroße Leistung, die man sich immer wieder vor Augen führen muss, in anderen Ländern geht es ganz anders zu. In Großbritannien erhalten ältere Menschen beispielsweise nicht jede Operation, weil es sich nicht mehr «lohnt». Und in den USA hängt die Versorgung wesentlich von den eigenen finanziellen Verhältnissen ab.

Der Nachteil in Deutschland besteht darin, dass durch die Rundum-Versorgung zu wenig Wert auf Prävention und Eigeninitiative gelegt wird. Auch deshalb haben wir im Vergleich mit anderen EU-Ländern eine relativ hohe Anzahl von vermeidbaren Todesfällen pro 100 000 Einwohner, nämlich 158. Der Schnitt liegt bei 160, aber angesichts dessen, dass wir die höchsten Pro-Kopf-Ausgaben für die Gesundheitsversorgung haben, ist unsere Quote alles andere als zufriedenstellend.[69] Den Versicherten scheint nicht bewusst zu sein, dass die Behandlung von eingetretenen Erkrankungen größeren Aufwand verursacht, negative Begleiterscheinungen hat und schlechtere Ergebnisse erzielt als ihre Vermeidung. Medikamente haben Nebenwirkungen oder bringen Einschränkungen mit sich, Operationen sind immer massive Eingriffe mit möglichen Risiken.

Nicht alles, aber eine Menge davon ließe sich vermeiden, wenn man sich frühzeitig klug verhielte. Das wäre eine Übernahme von Verantwortung, die ich für absolut notwendig halte. Möglich wäre es, theoretisch. Jede Krankenkasse bietet Kurse an, damit man lernt, sich fit zu halten, sich gut zu ernähren oder abzunehmen. Es gibt Bonusprogramme und viele weitere Maßnahmen, mit denen der Einzelne zu mehr Einsatz für seine Gesundheit motiviert werden soll. Doch ich habe nicht den Eindruck, dass das bei den tatsächlich gefährdeten Menschen ankommt. Ein entfernter Bekannter von mir ist niedergelassener internistischer Hausarzt. In seiner Praxis arbeitet eine Fachkraft mit diätetischer Zusatzausbildung, um Diabetes-Patienten zu beraten, wie sie gegebenenfalls abnehmen und vor allem wie sie sich ernähren können, ohne dass der Blutzuckerspiegel zu sehr schwankt. Er empfiehlt Ratgeber, passende Kochbücher und versucht den Leuten zu vermitteln, dass sie es selbst in der Hand haben, ihren Diabetes in Schach zu halten, ohne sich kasteien zu müssen. Doch der Erfolg ist mager: « Viele finden es einfacher, sich eine Spritze zu setzen, als ein bisschen auf sich zu achten. Ich kann hundertmal sagen, dass ihre Lebensqualität steigt, wenn sie ohne Spritzen klarkommen, und dass sich auch die Knie bedanken, wenn sie etwas weniger Gewicht zu tragen hätten – aber nein ...»

Information ohne Erfolg

Die Probleme gehen immer früher los. Die Zahl der übergewichtigen Kinder und Jugendlichen ist bedrohlich gestiegen, um 50 Prozent seit den achtziger und neunziger Jahren. Bei den 14- bis 17-jährigen Jungen sind über 18 Prozent übergewichtig.[70] Es ist sehr wahrscheinlich, dass sie auch als Erwachsene Probleme mit zu hohem Gewicht und den Begleiterscheinungen haben werden. Zwar findet man in allen Zeitschriften der Krankenkassen und der Apothekenblätter Gesundheitstipps in rauen Mengen, es gibt Ratgeber und Sendungen zu Diäten jeder Art. Aber das scheint keiner zu bemerken, oder man kann es nicht umsetzen. Es fehlen die positiven Vorbilder des erwachsenen Umfelds.

Wissen auf anderen Wegen zu vermitteln, ist schwer. Einerseits fordere ich zwar immer, dass man in der Schule viel mehr Wert auf die Grundkenntnisse für gesunde Lebensführung legen und die Begeisterung für gutes, frisches Essen anstelle von Fastfood wecken sollte. Am liebsten wäre mir ein Schulfach wie «Ernährungs- und Gesundheitskunde». Andererseits muss ich eingestehen, dass ich nicht weiß, wie Schule das zusätzlich zu all ihren vielfältigen Bildungs- und Erziehungspflichten noch leisten sollte. Sie übernimmt ja jetzt schon viele Aufgaben, die eigentlich die Elternhäuser erledigen sollten. Die tun es aber oft nicht, sei es aus Unvermögen, Gleichgültigkeit oder Unwissenheit.

Die Hausärzte wären die natürlichen Ansprechpartner bzw. Initiatoren von Maßnahmen. Sicher versuchen auch viele, ihre Patienten entsprechend aufzuklären und zu einer Änderung ihrer Lebensweise zu motivieren. Aber Prävention wird, wie schon gesagt, schlecht vergütet. Außerdem wollen Patienten solche Dinge oft einfach nicht hören. Sie möchten eine Tablette oder Spritze, nicht den Rat, erst mal Kilos zu verlieren oder dreimal in der Woche 20 Minuten Gymnastik zu machen. Wenn der Hausarzt sich widerspenstig zeigt, geht der Patient halt zu einem anderen Arzt, bis er bekommt, was er möchte. Ärztehopping nennen wir das.

Sanktionen für gesundheitliches Fehlverhalten gibt es nicht, weder für Kinder noch für Erwachsene. Es fehlen unter anderem Kriterien der Beurteilung: Wie viel Willenskraft darf man von jemandem erwarten? Wie viel Veränderung des Lebensstils kann man fordern? Geht es nur um theoretisch vermeidbare Wohlstandskrankheiten, oder dürften auch gefährliche Hobbys verboten werden usw.? Selbst wenn ich mir manchmal ein bisschen mehr Verbindlichkeit in Bezug auf die Pflichten des Einzelnen wünschte, weiß ich, dass es sehr schwierig ist. Denn Zwangsmaßnahmen griffen in die Freiheit des Individuums ein, sie würden dem Staat, den Krankenkassen oder wem auch immer Kontrollen und Befugnisse übertragen, die ihnen in einer freiheitlichen Gesellschaft nicht zustehen.

Welche Möglichkeiten also gibt es? Auch wenn es manchmal zum Verzweifeln schwierig ist, führt meiner Ansicht nach kein Weg daran vorbei, immer wieder an den Menschen zu appellieren, sich um seinen Körper zu kümmern – und zwar bevor er Hilfe braucht. Die Freiheiten, die man sich jetzt «gönnt», bezahlt man später. Viele Menschen lassen sich jedoch nur schwer überzeugen. Stattdessen wächst eine Art Dienstleistungsanspruch, der mit seltsamen Ideen von Machbarkeit verknüpft ist. Als wäre der Körper etwas, was man nach Belieben benutzen und belasten kann. Und wenn es Probleme gibt, geht man ins Krankenhaus, damit er wieder repariert wird.

Viele Menschen leben im Hier und Jetzt – und schummeln

dafür auch gern mal. Ich merke das oft, wenn ich das Kranken-
zimmer betrete und Zigarettenrauch in der Luft schwebt. Die
meisten Patienten versprechen im Vorgespräch, in den Tagen
nach der OP nicht zu rauchen. Die Mehrheit tut es aber doch.
Sie glauben, ich bekäme es nicht mit, aber das ist ein Irrtum.
Selbst wenn sie nicht im Zimmer geraucht haben, sondern
draußen vor dem Eingang, hängt der Qualm in den Kleidern.
Rauchen bei offener Wunde ist aber schlecht, ganz schlecht.
Das Nikotin behindert die Wundheilung, egal ob es über Ziga-
retten oder über ein Pflaster in den Körper kommt. Schon vor
der OP erkläre ich den Zusammenhang ganz genau, male den
Vorgang auf und erkläre ihnen, dass die Mikrogefäße, die die
Wunde versorgen, Sauerstoff benötigen. Nikotin führt aber
zum Verschluss der Gefäße. Im Gespräch können sie die Notwendigkeit, aufs Rauchen zu verzichten, sehr gut nachvollziehen. Aber die meisten schaffen es später trotzdem nicht, sich
daran zu halten. Sobald es ihnen ein bisschen besser geht und
sie es bis nach unten vor die Tür schaffen, zünden sie sich eine
an.

Verantwortung übernehmen

Es geht mir nicht speziell um die Raucher oder Raucherinnen,
ich erwähne sie nur als Beispiel dafür, dass viele sich nicht
selbst in die Pflicht nehmen, sondern davon ausgehen, jeden
Schaden mit Hilfe der Profis wieder beheben zu können –
selbst wenn sie in der Situation nach einer OP eigentlich schon
verstanden haben müssten, dass die «Reparatur» mit erheblichen Nachteilen verbunden ist. Doch die Profis werden es
schon richten. Verstärkt wird die Anspruchshaltung dadurch,
dass die meisten nicht wissen, was die Leistungen kosten, die

sie bestellen. Nur die Privatpatienten sehen die Rechnungen, die gesetzlich Versicherten in der Regel nicht. Warum eigentlich nicht? Es erscheint mir ein bisschen wie die Haltung von Erwachsenen gegenüber Schutzbefohlenen, die mit Informationen nicht so gut umgehen können. Ein wenig von oben herab: «Lass mal, versteht ihr ja doch nicht.» Der Empfänger dieser Leistungen verhält sich dann eben auch so, als ob es nicht seine Sache wäre, was wie viel kostet. Er überweist jeden Monat seinen Mitgliedsbeitrag – und hat ein ähnliches Gefühl wie bei der Zahlung für eine Pauschalreise, all inclusive. Dafür erwartet er dann auch, dass repariert wird, er hat ja schließlich dafür schon bezahlt. Manche Kollegen nennen es eine Vollkaskoeinstellung.

Ich bemerke, dass eine Art Konsummentalität entstanden ist: Der Patient bestellt Gesundheit. Lieferant ist der Arzt oder ganz allgemein «die Medizin». Aus der hochkomplizierten individuellen Beschäftigung der Mediziner mit Krankheit wird eine Dienstleistung, die wir aufgrund unserer formalen Kompetenz erbringen sollen. Die ungünstige Personalsituation sowie der ständige Wechsel von Ansprechpartnern lockern die Bindung zwischen Arzt und Patient. Die persönliche Verbindlichkeit der Beziehung wird untergraben. Das Fallpauschalensystem unterstützt durch seine Standardisierung diese Tendenz. Gesundheit wird aufgesplittet in lauter kleine Einheiten, die abgerufen bzw. verkauft werden können. Sie sind genau bemessen und können bei Nichtgefallen sogar reklamiert oder bei einem anderen Anbieter erworben werden – wie jede andere Dienstleistung auch.

Ich erlebe oft, dass jemand vor mir sitzt, der sich über seinen behandelnden Arzt geärgert hat. Das hört sich dann etwa so an: «Wissen Sie, Herr Doktor, mein Arzt will mir einfach nicht das Medikament xy verschreiben.» Wenn ich dann sage: «Ja, da hat er recht. Das brauchen Sie nicht», erhalte ich die Antwort: «Aber meine Freundin ... die hat immer was bekommen. Auch das Medikament xy.» Es ist ein meistens sinnloses Gespräch, weil ich mein Gegenüber nicht davon überzeugen kann, dass die Erwartungshaltung falsch ist. Es gibt nicht für alles ein Mittel, mit dem man Probleme beseitigen kann, und nicht jedes Mittel ist für jeden geeignet. Meiner Ansicht nach zeigt sich in dieser Einstellung auch ein Mangel an Respekt vor dem eigenen Körper und dem eigenen Leben. Es ist ein ähnlich mechanistisches Denken, wie es von der Gesundheitsindustrie gepflegt wird.

Nicht wenige meiner Kollegen lassen sich auf solche Forderungen ein. Sie sind Teil dieses Geschäfts. Ich lehne es jedoch ab, als Dienstleister zu fungieren. Ich bin Arzt geworden, weil ich gut mit Menschen umgehen kann und ihnen helfen möchte. Nicht, weil ich ein besonderes Produkt im Angebot habe.

Am liebsten gleich in die Notaufnahme

Knapp 20 Millionen ambulante Notfälle gibt es im Jahr. Grob durchschnittlich gerechnet ist demnach also jeder vierte Bundesbürger einmal im Jahr ein Notfall! Das deutet darauf hin, dass wir in einem wahnsinnig gefährlichen Land leben, auch wenn man es im Alltag gar nicht so bemerkt. Im Vergleich mit manchen westafrikanischen oder südamerikanischen Ländern sieht es mir hier sehr sicher aus, doch die Zahl der Notfälle scheint etwas anderes zu zeigen ...

10,4 Millionen von den genannten 20 Millionen Fällen

werden in den Notaufnahmen der Krankenhäuser behandelt.[71] Außerhalb der Praxisöffnungszeiten suchen knapp 8 Millionen Menschen die Bereitschaftsdienstpraxen auf, 6,2 Millionen die Notaufnahmen der Krankenhäuser.[72] Experten schätzen, dass mindestens ein Drittel dieser Patienten nicht in die Ambulanz des Krankenhauses hätte gehen müssen, sondern mit einem normalen Vertragsarzt genauso gut bedient gewesen wäre.[73] Mancher Arzt ist sogar der – subjektiven – Meinung, dass 40 bis 50 Prozent der «Patienten» ohne echte Not die Bereitschaftspraxen aufsuchen. So etwa Thomas Assmann, der als Internist eine Praxis im Bergischen Land führt und außerdem für die *Frankfurter Allgemeine Sonntagszeitung* regelmäßig die Kolumne «Der Landarzt» verfasst. Er kritisiert, dass viele Patienten die Bereitschaftspraxis wie ein Drive-in begreifen.[74] Das Zentralinstitut für die kassenärztliche Versorgung in Deutschland spricht von einem «Steuerungsproblem». Das stimmt, aber es ist auch ein Bewusstseinsproblem. Und ein Rücksichtsproblem. Und ein Solidaritätsproblem.

Vielleicht wäre es nicht schlecht, wenn sich Patienten an den Kosten der Notfallversorgung im Krankenhaus beteiligen müssten – jedenfalls dann, wenn sie mit Beschwerden gekommen sind, die man auch anderswo hätte behandeln können. Zum Beispiel in einer notärztlichen Bereitschaftspraxis oder überhaupt ganz normal beim Haus- oder Facharzt zu den üblichen Sprechzeiten. Ich könnte mir vorstellen, dass eine solche Gebühr einen guten steuernden Effekt hätte. Zumindest würde mancher noch mal darüber nachdenken, ehe er sich am Feiertag oder in der Nacht in die Notaufnahme begibt. Nebenbemerkung: Eine Gebühr zu erheben, erwägen übrigens manche niedergelassenen Ärzte, wenn Patienten ihren vereinbarten Termin nicht wahrnehmen, ohne abzusagen. Juristisch kann das problematisch für sie sein, je nachdem, wie sie es formal handhaben. 35 Prozent der Ärzte beklagen sich darüber, dass in ihrer Praxis Termin-Patienten relativ häufig nicht erscheinen, ohne rechtzeitig zu informieren.[75]

Kuriosa, die viel Geld kosten

Die Anekdotensammlungen der Ärzte, die in Bereitschaftsdiensten oder in den Notaufnahmen der Krankenhäuser arbeiten, könnten Bände füllen. Es erscheinen Menschen, die ihren Tennisarm begutachten lassen möchten – der sie bereits seit Monaten beschäftigt. Andere haben ein bisschen Durchfall. Manche finden einfach gut, dass man ohne Termin vorbeischauen kann, während man darauf beim Hausarzt ein oder zwei Wochen warten muss. Jemand wollte schon ewig wegen seiner Sehnenreizung im Handgelenk etwas unternehmen, kam bisher aber nicht dazu: «Herr Doktor, Sie glauben es nicht, ich muss mit einer fürchterlichen Maus am Rechner arbeiten, die ist uralt, wirklich schlimm ...» Der ein oder andere will auch schon mal eine Zweitmeinung zu einer Krankheit, derentwegen er bereits in Behandlung ist. Oder: Ein 60-Jähriger hat seit Monaten Vorhofflimmern und wird bereits von einem niedergelassenen Kardiologen behandelt. Der Termin für eine Vorhofablation, das ist eine Untersuchung mittels Katheter, wurde vereinbart. Trotzdem geht der Mann in die Notaufnahme, um zu fragen, wie gefährlich so ein Vorhofflimmern eigentlich ist. Oder: Ein Mann hatte zwei Wochen zuvor einen Fahrradunfall, die Bänder im oberen Sprunggelenk sind zum Teil angerissen. Es erfolgte bereits eine konservative Therapie mit Stabilisierung. Der Mann möchte aber trotzdem, dass wir in der Notaufnahme mittels MRT kontrollieren, ob vielleicht doch eine OP notwendig ist. Das war schon ungehörig, weil er dafür nicht die Notaufnahme bemühen muss. Und im Gespräch stellt sich dann noch heraus, dass sein Orthopäde bereits die Untersuchung mit MRT in Aussicht gestellt hatte, falls die Beschwerden nicht nachließen.

Die Spitze für mich persönlich stellte eine ältere Dame aus Jena dar, die am zweiten Weihnachtsfeiertag in die Notaufnahme der Hamburger Klinik kam, in der ich damals arbeitete. Sie hatte Tochter und Enkelkind besucht, ein schönes Fest mit Bescherung und allem Drum und Dran gefeiert und saß dann abends vor mir: «Wissen Sie, ich habe immer wieder Brustschmerzen.» Oha! Wenn jemand das Wort «Brustschmerzen» ausspricht, löst er automatisch eine Kaskade an Untersuchungen aus. Das ist ganz klar von der Deutschen Gesellschaft für Kardiologie festgelegt. Falls wir uns nicht an die Vorgaben halten und der Patient kurz danach irgendwo zusammenbricht, sind wir juristisch auf jeden Fall zu belangen. Das Wort «Brustschmerzen» bedeutet also, dass wir eine umfangreiche Ausschlussdiagnostik durchführen müssen, um festzustellen, ob der Mensch einen Herzinfarkt hatte oder der Herzmuskel vielleicht zu wenig Sauerstoff bekommt. Dafür braucht es ein EKG, eine Blutentnahme und ein Herzultraschall. Das dauert und das kostet. Als die Ergebnisse für die Dame vorlagen, konnte ich daraus kein akutes Geschehen ableiten.

Niemand hätte das gekonnt, wie sich herausstellte. Denn im anschließenden Gespräch gestand sie mir, dass sie diese Schmerzen schon seit drei Monaten «immer mal wieder» habe. Und da sie jetzt gerade in Hamburg sei, wegen Weihnachten und des Enkelkinds, habe sie sich gedacht, es sei eine gute Gelegenheit, das abklären zu lassen. In der Notaufnahme. «Ist ja Feiertag und ich hatte ein bisschen Zeit.»

Ich bin ein positiver und auch gutmütiger Mensch, aber in solchen Momenten bekomme ich einen dicken Hals. So etwas ist für mich reiner Missbrauch des Gesundheitswesens und seiner Infrastruktur. Die Dame war über 70 Jahre alt und hatte in ihrem Wohnort bestimmt genügend Möglichkeiten, zu normalen Zeiten ihre Beschwerden untersuchen zu lassen. Stattdessen nutzte sie einen Riesenapparat, stark beanspruchte Ärzte, die teilweise zusätzlich zu ihrer normalen Arbeitszeit auch noch in der Notaufnahme tätig waren, und blockierte möglicherweise Kapazitäten, die wirkliche Notfälle dringend benötigen. Ich war echt sauer. Nun kann man mit alten Damen nicht laut schimpfen, aber ich habe mich bemüht, ihr klarzumachen, dass das nicht der richtige Weg war. Ob sie es wirklich einsah und vor allem in Zukunft beherzigte – ich bezweifle es.

Starkes Motiv: Bequemlichkeit

Jenseits von solchen subjektiven Erlebnissen: Warum gehen die Menschen in die Notaufnahme, wenn sie nicht lebensbedrohlich erkrankt sind? Die Kaufmännische Krankenkasse (KKH) gab eine Studie in Auftrag, um die Gründe zu erforschen. 1003 Menschen, die in den letzten fünf Jahren einmal eine Notaufnahme aufgesucht hatten, wurden befragt. Demnach ging fast jeder Dritte ins Krankenhaus, obwohl die Arztpraxen geöffnet hatten – aus eigenem Antrieb, nicht aufgrund einer Überweisung oder eines Rettungseinsatzes. Bei den 18- bis 29-Jährigen waren es sogar über 40 Prozent! Ist es eine Frage der Information, wissen die Menschen nicht, dass die Notaufnahme nur bei lebensbedrohlichen Symptomen aufgesucht werden sollte? Eine Ahnung davon haben wohl viele, aber sie bevorzugen trotzdem das Krankenhaus, auch wenn es sich um Bagatellen handelt. 41 Prozent glauben, dass sie im Krankenhaus besser versorgt werden, 24 Prozent finden gut, dass sie dort keinen Termin benötigen.[76] Also rein persönliche, auf das eigene Wohlergehen bezogene Motive. Das allein ist schon erschütternd, schließlich reden wir nicht von schweren Unfällen oder Schockzuständen. Sondern von Bauchschmerzen, kleinen Wunden oder Beschwerden, deren Abklärung auch bis zum nächsten Tag warten kann.

Vier Fünftel der Befragten behaupteten zwar, dass sie die Einrichtung des ärztlichen Bereitschaftsdienstes kennen, aber nur ein Bruchteil konnte dessen Telefonnummer 116 117 nennen. Dieser Dienst ordnet die Erkrankung ein und informiert den Patienten, welche Einrichtung passend ist, wo sie sich befindet und was er als Nächstes tun kann. Die Funktion scheint zum einen nicht klar zu sein. Zum anderen aber scheint die große Maschine Krankenhaus eben irgendwie kompetenter zu wirken – auch für die Behandlung von Bauchweh. Ich will die Anliegen der Menschen nicht kleinreden, und Schmerz wird immer subjektiv empfunden. Dennoch glaube ich, dass die meisten Menschen sich noch einmal selbstkritisch zur Dringlichkeit ihres Falls befragen würden, wenn eine Eigenbeteiligung gefordert wäre, ehe sie sich auf eigene Faust in die Notaufnahme begeben.

Noch etwas kam bei einer anderen Studie heraus, worüber man sich amüsieren könnte, wenn es nicht so ernst wäre: Zwei Drittel der Patienten, die in der Notaufnahme die anderen wartenden Menschen betrachten, haben den Eindruck, dass «dort eine Vielzahl an Patienten sitzt, die eher in eine Praxis hätten gehen können»[77]. So hat die Unternehmensberatung PwC PricewaterhouseCoopers ermittelt. Das erinnert an die beliebte Klage: «Alle denken an sich, nur ich denk an mich.» Kaum jemand scheint sich klarzumachen, dass die Überfüllung der meisten Notaufnahmen nicht an einem Mangel an Einrichtungen liegt, sondern an ihrer falschen Nutzung.

Die Notfallambulanzen der Krankenhäuser sind an 365 Tagen im Jahr 24 Stunden täglich geöffnet. Die sogenannten Vorhaltekosten sind immens, vergütet wird aber nur ein Bruchteil. Pro Notfall beträgt das Honorar lediglich knapp 50 Euro. Auf dem Rest der Kosten bleiben die Kliniken sitzen. Das Geld könnten sie aber gut anderswo verwenden. Auch für die Ärzte wäre es besser, wenn sie nicht derart viele Einsätze zusätzlich zu ihren sonstigen Verpflichtungen hätten. Und auf Dauer ebenfalls für Patienten. Denn der «Braindrain» in den Notaufnahmen ist massiv. «Wir haben eine Generation von Ärzten in den Notaufnahmen verloren, die sagen: ‹So wollen wir nicht mehr arbeiten›», meint Thomas Fleischmann, Chefarzt der Zentralen Notaufnahme der Imland Klinik in Rendsburg. Nur noch ältere Ärzte sowie junge Ärzte in Weiterbildung, die in die Notaufnahmen gezwungen würden, arbeiteten dort.[78]

Reform geplant

Es kann niemand Interesse daran haben, dass die Notfallversorgung «ausblutet», die Patienten am allerwenigsten. Bundesgesundheitsminister Spahn legte Anfang 2020 einen Referentenentwurf zur Notfallversorgung vor.[79] Geplant ist demnach eine Zusammenführung der ambulanten, stationären und rettungsdienstlichen Notfallversorgung. Ein gemeinsames Notfallleitsystem, das permanent über die bereits existierende bundesweite Telefonnummer 116117 erreichbar ist, soll eine Art Lotsenfunktion übernehmen und die hilfesuchenden Menschen an die richtigen Stellen vermitteln. An bestimmten Krankenhausstandorten sollen große integrierte Notfallzentren (INZ) entstehen, die für Patienten im Notfall jederzeit zugänglich sind. So erhofft man sich, dass das sogenannte Steuerungsproblem gelöst wird. Wie das Gesetz aussieht, das aus dem Entwurf entsteht, bleibt abzuwarten. Es sollte bis Ende 2020 verabschiedet werden. Ob der Plan eingehalten werden kann, stand zu Redaktionsschluss des Buchs nicht fest. Die Corona-Zeiten haben sicher nicht zur Beschleunigung beigetragen. Und bis ein Gesetz die realen Strukturen so verändert, dass Effekte spürbar sind, dauert es erfahrungsgemäß einige Zeit.

Bis es so weit ist, oder auch noch für danach würde ich dafür plädieren, dass unbedingt eine deutlich bessere Information erfolgt als bisher. Selbst in gebildeten Kreisen ist nicht allen Menschen klar, welche Funktionen ärztliche Bereitschaftsdienste, klinische Notfallaufnahmen und Rettungsdienst haben. Das in die Köpfe zu bringen, wäre eine sehr lohnende Aufgabe. Man gibt sich Mühe, das weiß ich. Das Bundesgesundheitsministerium hat eine Broschüre entwickelt, die sie kostenlos anbietet: *Ratgeber Krankenhaus. Was Sie zum Thema Krankenhaus wissen sollten.*[80] Da wird von der Organisation der Krankenhauslandschaft über den Klinikaufenthalt bis zur Anschlussheilbehandlung alles erklärt. Ergebnis: über 100 gut gefüllte Seiten. Ich habe keine Ahnung, wie die Abrufzahlen sind, aber ich könnte mir vorstellen, dass dieser Umfang selbst für interessierte Patienten oder Angehörige abschreckend wirkt. Man hat sich im Ministerium bestimmt viel dabei gedacht, möglicherweise ein bisschen zu viel.

Als flankierende Maßnahme zu einer wirksameren Information wäre meiner Ansicht nach die finanzielle Selbstbeteiligung bei Spontanbesuchen in der Notfallambulanz von Vorteil. Über Ausnahmen für Kinder oder sozial Schwache kann man sicher sprechen, aber grundsätzlich bin ich davon überzeugt, dass sie zu einem sorgfältigeren Umgang mit ärztlichen Leistungen beitragen würde.

Die Kunst der Kommunikation

Die Kommunikation mit der Patientin bzw. dem Patienten ist das Wichtigste – und das Schwierigste. Der Patient kommt zwar mit einem Befund, in dem eine Diagnose steht. Aber wir müssen uns im Krankenhaus trotzdem ein persönliches Bild verschaffen, auch um überhaupt einschätzen zu können, welche Maßnahmen für genau diesen Menschen angebracht sind. Es ist ja nicht so, dass die Diagnose Mitralklappeninsuffizienz automatisch die Implantation einer neuen Herzklappe nach sich zieht. Das Alter und der Allgemeinzustand sowie viele weitere Faktoren spielen eine Rolle bei der Entscheidung.

Ein Termin beim Herzchirurgen ist eine ernste Angelegenheit. Wenn etwas mit dem Herzen nicht in Ordnung ist, haben viele Menschen das Gefühl, einen kleinen, nichtsdestotrotz deutlichen Hinweis darauf erhalten zu haben, dass auch ihr Leben endlich ist. Das löst Angst aus. Je nach Veranlagung will man am liebsten gar nichts davon wissen und drückt alles weg, oder man bereitet sich akribisch vor, damit man ganz genau Bescheid weiß und sich als Herr des Verfahrens fühlt. Ich habe für beides Verständnis – und für alles, was dazwischenliegt, auch.

Mangel in der Ausbildung

Ich habe im Krankenhaus nicht stundenlang Zeit, um ein Vorgespräch oder auch ein Aufklärungsgespräch zu führen. Ich muss mich schnell in einen mir fremden Menschen hineinversetzen und mir ein Bild von ihm machen. Er wiederum muss sich rasch auf mich einlassen, obwohl er mich nicht kennt. Ich muss außerdem im Gespräch berücksichtigen, dass die Patienten nicht immer die Wahrheit sagen oder zumindest nicht die ganze Wahrheit. Manche neigen dazu, sich als Musterschüler darzustellen, schwindeln ein bisschen oder wollen ganz einfach nicht, dass ich alles über sie erfahre. Es ist eine Kunst, einen fremden Menschen, den ich zum ersten Mal sehe, wenn er das Sprechzimmer betritt, in wenigen Minuten dazu zu bringen, mir vielleicht auch unangenehme Dinge zu offenbaren, die ich wissen muss, um ihn optimal zu therapieren. Wenn ich Zeit und Wissen investiere und mit meinem Herzen dabei bin, schaffe ich das in der Regel. Es kommt jedoch auch vor, zum Glück nur sehr selten, dass man gar keinen Zugang zum Patienten findet.

Im Studium lernt man die richtige Gesprächsführung nicht, oder zumindest nicht ausreichend. Natürlich gibt es Kurse zur Anamneseerstellung, aber der Schein, den man damit erwirbt, bedeutet nicht viel. Und das Wissen, das dort vermittelt wird, ist auch eher oberflächlich. Was wirklich zählt, sind klinische Erfahrung und ganz einfach, welcher Typ Mensch man als Arzt ist. Mir fällt es von Natur aus leicht, auf andere zuzugehen, eine Beziehung aufzubauen. Darüber brauche ich gar nicht weiter nachzudenken. Aber das ist natürlich nicht bei allen so. Manche Kollegen sind – immer noch – sehr darauf bedacht, ihren Status zu präsentieren. Andere interessieren sich eher aus einer naturwissenschaftlichen Perspektive für Krankheiten, nicht aus einem helfenden Impuls heraus. Wenn man auf einen Arzt trifft, der weder von Grund auf eine empathische Haltung mitbringt noch sie im Studium gelernt hat, dann hat man als Patient wirklich Pech.

Eine Herausforderung im Gespräch besteht darin, dass ich dreierlei tun muss: Informationen sammeln, selbst Informationen vermitteln und die gemeinsame Entscheidung vorbereiten. Eine wichtige Sache ist, zu klären, wie viele Begleiterkrankungen jemand mitbringt. Gerade ein älterer Mensch hat nicht unbedingt nur ein Problem mit dem Herzen. Ist er dement, hat er Asthma, ist er ein starker, langjähriger Raucher, leidet er unter COPD, also einer chronischen Lungenkrankheit, oder etwas anderem? Es ist nicht sinnvoll, eine Person mit massiven Begleiterkrankungen zu operieren. Die OP als solche könnte vielleicht gelingen, aber es kann sein, dass wir von der Beatmung nicht mehr wegkommen, weil die Lunge so schlecht arbeitet. Demente Patienten verkraften etwa Narkosen schlechter und können in der Regel bei der Rekonvaleszenz nicht gut mitarbeiten. In solchen Fällen müsste man als Krankenhaus die Behandlung ablehnen. Das machen aber nicht alle, weil unter anderem finanzielle Gründe eine zu große Rolle spielen.

Früher sagte man auch zu Patienten, die deutliches Übergewicht hatten: «Bitte nehmen Sie erst 20 Kilo ab, dann können wir Sie operieren.» Bei starkem Übergewicht sind nämlich eher Komplikationen zu erwarten, etwa Wundheilungsstörungen. Heute jedoch hört man so etwas kaum noch von einem Klinikchef. Weil er fürchtet, dass der Patient in ein anderes Krankenhaus geht, das ihn aufnimmt, ihm also ein Kunde entgeht.

Männer und Frauen

Eine weitere Sache gilt es für das Gespräch zu berücksichtigen. Es macht in der Regel einen Unterschied, ob man eine Frau oder einen Mann als Patienten vor sich hat. Männer und Frauen gehen unterschiedlich mit Krankheit um. Statistisch sauber belegen kann ich es nicht, aber meiner Erfahrung und meinem Gefühl nach wissen Frauen besser Bescheid, sowohl über ihren körperlichen Zustand als auch über die Therapien, die bereits unternommen wurden bzw. in Frage kommen.

Im Aufnahmegespräch oder bei der Visite erlebe ich oft, dass die Männer keine Antwort auf die Standardfrage geben können: «Welche Medikamente nehmen Sie regelmäßig ein?» Die Entgegnung lautet häufig: «Na, das müssten Sie doch wissen, ich habe doch einen Zettel abgegeben.» «Ja, ich kann den Zettel in der Akte suchen, aber können Sie mir nicht jetzt einfach sagen, was Sie nehmen?» «Nee, steht aber alles auf dem Zettel.» Also suche ich den ominösen Zettel in der Akte und studiere die Bezeichnungen der Medikamente. Ich bin ja Herzchirurg, kein Internist, das heißt, manche Arzneinamen sagen mir nichts. Die unbekannten schlage ich also nach. Dann muss ich aber trotzdem noch mal fragen: «Das hier ist ein Psychopharmakon. Warum brauchen Sie das?» «Keine Ahnung, nehme ich schon seit Jahren, verschreibt mir der Hausarzt.» «Und Sie wissen nicht, warum er Ihnen das verschreibt und warum Sie das schon seit Jahren nehmen?» «Nein.»

So etwas verstehe ich nicht. Diese Patienten würden nichts essen, was auf dem Teller liegt, ohne wissen zu wollen, worum es sich handelt. Aber ohne den Schimmer einer Ahnung jahrelang Medikamente schlucken, das geht. Bei Frauen kommt es

173

seltener vor, dass sie so vollkommen unbedarft sind. Sie schlucken zwar auch häufig Tabletten, die sie meiner Ansicht nach nicht unbedingt bräuchten, aber sie wissen, wie sie heißen und wofür bzw. wogegen sie sie nehmen.

Ich glaube, dass Frauen ein deutlicher ausgeprägtes Körperbewusstsein haben und nicht so viel verdrängen. Sie gehen halbwegs regelmäßig zur Vorsorge und merken früher, wenn sie ein Problem haben. Sie wissen besser Bescheid, ihre Aussagen sind präziser. Wenn ich sie frage, wann sie dieses oder jenes Symptom das erste Mal bemerkt haben, können sie das meistens relativ gut eingrenzen. Männer sind entweder nachlässiger, oder sie haben den Eindruck, dass Helden sich um solche Dinge nicht kümmern können. Ihrer Krankheit gegenüber nehmen sie dann eher die Haltung ein: «Am besten aus Leibeskräften ignorieren!» Manche hatten schon einen Herzinfarkt und behaupten immer noch: «Mir geht's doch wunderbar», bringen den Satz aber nur unter lautem Keuchen zustande. Ausnahmen bestätigen selbstverständlich die Regel, und zwar bei beiden Geschlechtern. Aber im Wesentlichen scheint es mir so wie beschrieben zu sein.

Schlechte Vorbereitung üblich

Wenn Patienten wegen einer bevorstehenden Herzoperation vor mir sitzen, sind bereits viele Untersuchungen gelaufen. Es müsste schon klar sein, dass wir nicht über einen Eingriff von der Dimension einer Blinddarm-OP sprechen. Trotzdem bereiten sich einige schlecht auf unseren Termin vor, haben wie gesagt ihre Medikamente nicht parat, fragen sich und mich nichts, haben keine Vorstellung vom Ablauf und wissen nicht, dass das Gespräch stattfindet, damit am Ende eine Entscheidung getroffen werden kann – und zwar von ihnen. Ich habe oft den Verdacht, dass viele allein den Gedanken an den Eingriff verdrängen, sie wollen gar nicht wissen, dass sie operiert werden. Grundsätzlich ist das ja eine nachvollziehbare Haltung – nur lässt sie sich nicht aufrechterhalten. Wenn ich darauf hinweise, dass der Termin seit vier Wochen steht und genügend Zeit war, sich mit der bevorstehenden Operation auseinanderzusetzen, erhalte ich oft die Antwort: «Ja, aber ich habe mir gedacht: Ich komme hierher, und Sie sagen mir, ob ich die OP wirklich brauche.» Sie wollen also die Entscheidung auf mich abwälzen. «Sie wissen es doch am besten, Herr Doktor, sagen Sie's mir.» Aber das tue ich nicht. Das kann ich auch gar nicht. Ich kann beraten, aber die Verantwortung muss jeder für sich selbst übernehmen, das ist die Aufgabe des mündigen Patienten.

Interessante Konstellationen ergeben sich, wenn Paare nebeneinandersitzen. Wenn die Frau beispielsweise den Ehemann zum Aufnahmegespräch begleitet hat. Da kann es sich schon mal negativ auswirken, dass sie in allem besser Bescheid weiß als er, auch darüber, wie er sich fühlt und wo es schmerzt und was ihm am meisten zu schaffen macht. Ich frage ihn, sie antwortet. Beim ersten Mal sage ich nichts dazu, beim zweiten Mal schaue ich ihn etwas intensiver an, und spätestens beim dritten Mal muss ich deutlich werden: «Entschuldigung, Frau X, ich weiß, dass Sie es wissen, aber ich möchte die Antwort von Ihrem Mann hören. Es ist gut, dass Sie da sind, Sie sind eine Bereicherung für ihn. Und auch für mich, weil Sie auf alles eine Antwort haben. Aber ich möchte, dass er spricht. Denn er muss die Verantwortung für seine Therapie selbst übernehmen. Nicht Sie, sondern er.» Manche Frauen müssen dann erst mal tief Luft holen, aber meistens ist es okay. Sie versuchen anschließend, sich zurückzuhalten. Es fällt ihnen allerdings oft schwer, weil sie sich ja schon ihr Eheleben lang um diese Details kümmern.

Es liegt in der Natur der Sache, dass bei Ehepaaren häufiger die Männer als Patienten zu mir kommen, sie sind meist älter und damit eher Kandidaten für ein Herzproblem. Aber manchmal ist eben doch die Frau die Patientin. Dann ist gelegentlich zu beobachten, dass er die Rolle des Chefs einnimmt, wie im Beruf oder vielleicht auch wie zu Hause. Zwar weiß er trotzdem nicht so gut Bescheid wie sie, aber er tritt energischer auf, er ist der Boss und trägt die Verantwortung für seine Frau. Es ist dann manchmal nicht einfach für mich, herauszufinden, was sie eigentlich will und wie sie sich fühlt. Die Männer sind schwerer «zum Schweigen zu bringen», und selbst wenn sie ruhig sind, sagen die Frauen nicht unbedingt genau das, was sie selbst empfinden, sondern was sie glauben, dass der Ehemann von ihnen erwartet. Das sind prototypische Beschreibungen, natürlich gibt es die ganze Palette dazwischen. Aber bestimmte Muster lassen sich durchaus erkennen.

Manche OP-Kandidaten möchten sich mehr Zeit zum Überlegen nehmen. Sie wollen mit den Kindern darüber sprechen oder auch gern noch mal mit den Kindern wiederkommen, damit sie dann gemeinsam eine Entscheidung treffen können. Es ist nicht schlecht, wenn man über einen schwerwiegenden Eingriff wie eine neue Herzklappe oder gar ein Kunstherz gemeinsam mit der Familie die Entscheidung fällt. Doch das kann auch zu Konflikten führen. Ich hatte schon öfter die Situation, dass beispielsweise die Ehefrau ihren Mann drängte: «Los, Fritz, mach das doch, sag doch ja. Dann bist du noch ein paar Jahre länger bei mir.» Ich sehe aber, dass er die OP nicht möchte, er hat Angst, und er scheut die Konsequenzen einer neuen Herzklappe, die ihn in seinem zukünftigen Leben einschränken wird.

Als Arzt kann ich mich nicht in ihre Beziehung einmischen. Ich kann ihn bzw. sie beide nur beraten. Wenn ich allerdings das Gefühl habe, dass er auf keinen Fall will, mit seiner Meinung bei der Frau aber nicht durchdringt, weil sie fürchtet, ihn zu verlieren, muss ich eventuell doch zu ihr sagen: «Es ist wirklich sehr klar, was Ihr Mann sagt. Nehmen Sie sich noch ein bisschen Zeit und denken Sie darüber nach. Gehen Sie jetzt zusammen nach Hause und kommen Sie wieder, wenn Sie sich einig sind.» Es ist äußerst wichtig, dass er vom Kopf und vom Herzen her einwilligt. Wenn er nur seiner Frau zuliebe zustimmt, weil sie ihn drängt, dann wird alles schwieriger. In ganz zarter Form kann ich das auch ihr zu verstehen geben, das halte ich für berechtigt. Aber ich kann ihm die Entscheidung letztlich nicht abnehmen.

Dr. Google berät

Zu wenig Vorbereitung ist ein Problem, zu viel aber auch. Ich bin froh, wenn ich sehe, dass sich ein Patient oder seine Angehörigen intensiv mit dem beschäftigt haben, was auf sie zukommt. Ein informierter Patient kann besser mitarbeiten. Aber nicht alle Informationen, die Dr. Google liefert, sind gleich gut. Es gibt sehr solide Patientenseiten im Internet, doch leider auch eine Menge schrecklicher Foren, selbsternannter Experten und Leute, die «voll den Durchblick» haben. Da schwirrt viel Quatsch herum, und die Patientin oder der Patient kann häufig gar nicht erkennen, ob diese Internet-«Experten» überhaupt über genau die Krankheit sprechen, die sie bzw. er selbst hat, von sonstigen individuellen Faktoren, die jeden Vergleich ausschließen, ganz zu schweigen. Insofern muss ich manchmal einige Zeit aufwenden, um falsche Infos aus dem Weg zu räumen. «Herr Umes, zu TAVI, dem interventionellen Aortaklappenersatz, habe ich aber was anderes gelesen.» «Aha, wo denn? Und was denn genau?» Das lässt sich leider oft nur schwer feststellen, das war «irgendwo im Internet» oder «steht bei Google». Ich versuche dann, ihnen zu erläutern, dass ich als Mediziner den Sachverhalt so kenne, wie ich ihn beschrieben habe, dass sich unser Verfahren in der Klinik bewährt hat und wir es auch bei diesem Patienten anwenden werden. Manchmal muss man deutlicher werden und darauf hinweisen, dass der Patient schließlich zu uns ins Krankenhaus gekommen ist, weil hier die Fachleute arbeiten. Grundsätzlich finde ich es jedoch gut, wenn sich die Leute vorab informieren, auch wenn diese Art der Vorbereitung ein bisschen nervig werden kann. Meistens kann ich die Überinformierten auf die richtige Bahn lotsen. Jemanden aufzuklären, der überhaupt nichts weiß, ist mühsamer.

Noch mühsamer ist es, jemanden aufzuklären, der nicht gut oder kaum deutsch spricht. Ich könnte das Gespräch sicher auch auf Englisch führen, durch meine Auslandsaufenthalte wäre das kein Problem. Aber die meisten Patienten mit Sprachproblemen stammen nicht aus englischsprachigen Ländern, sondern haben einen türkischen, südosteuropäischen, arabischen oder noch anderen Hintergrund. Gerade den Frauen fehlen häufig selbst Grundkenntnisse der deutschen Sprache. Sie erscheinen meistens in Begleitung ihrer Männer, die sich etwas besser verständigen können, oder ihrer Kinder, deren Sprachfähigkeiten häufig noch höher sind. Sie übersetzen der Frau, was ich gesagt habe, und mir übersetzen sie dann wiederum, was sie geantwortet hat. Das sind schwierige, lange Gespräche. Über das Hin und Her an Übertragung gehen viele Nuancen verloren, und ich weiß einfach nie genau, was von meinen Erläuterungen bei ihr angekommen ist bzw. was sie mir wirklich mitteilen wollte. Manche meiner ärztlichen Kollegen mit ausländischen Wurzeln sprechen übrigens auch schlecht deutsch. Wie hoch der Informationsgrad solcher Gespräche ist, will ich mir lieber gar nicht vorstellen.

Licht ins Dunkel bringen

Meine Aufklärungsgespräche folgen einer Linie, die sich als nützlich erwiesen hat. Ich skizziere die Tage vor der OP bis zur Entlassung, schildere, was während der OP abläuft, wie lang sie voraussichtlich dauert, male ein Herz auf und zeige, wo wir operieren, erkläre, wofür der Aufenthalt auf der Intensivstation nötig ist, wie sich der Brustkorb nach der OP anfühlt usw. Ich bemühe mich um eine laiengerechte Sprache. Die Leistungsfähigkeit eines Menschen wird nach der OP abnehmen, und jeder Patient benötigt Zeit, sich von dem Eingriff zu erholen und wieder mehr Leistung als vorher zu bringen. Die Erholungsphase bis zur Verbesserung des klinischen Zustands ist sehr individuell und stark abhängig vom Willen des Patienten. Ein Aufklärungsgespräch ist für mich wie das Licht in einem dunklen Raum, in dem sich die Patientin bzw. der Patient befindet. Ist die Aufklärung beendet und das Licht erloschen, sollte sich der Patient in diesem dunklen Raum ohne Angst bewegen können, weil ich ihm gezeigt habe, was sich alles in dem Raum befindet.

Es nützt nichts, wenn ich mit den Patienten rede, als würde ich ein Fachgespräch mit Kollegen führen. Die chronologische Struktur ist von Vorteil, weil der Patient ihr gut folgen kann. Es gibt aber immer wieder Menschen, die mit einem ganzen Katalog an Fragen oder mit Zetteln auftauchen und mich permanent unterbrechen, Fragen zu Dingen dazwischenwerfen, die an der Stelle nicht dran sind oder sowieso vor der OP irrelevant. Zum Beispiel, in welche Reha-Klinik sie überwiesen und wie sie dahin fahren werden. Ich habe dafür durchaus Verständnis. Die Leute sind aufgeregt, haben Angst, stehen vor einem Berg an Aufgaben, den sie bewältigen müssen, ohne dass sie selbst viel gestalten können. Die Fahrt zur Reha ist dagegen etwas, was sich im Rahmen des Normalen befindet, wo sie ihre Erfahrungen aus dem Alltag einbringen können. Es ist ein praktisches Problem, das sie lösen können – so wie sie sonst die Fahrt zum Geburtstag der ältesten Tochter organisieren. Deswegen steht es für sie im Vordergrund.

Trotzdem ist es der falsche Moment im Aufklärungsgespräch. Ich versuche deutlich zu machen, dass ich gern bei meiner Struktur für das Gespräch bleiben möchte. Weil ich dadurch sicher sein kann, dass alles zur Sprache kommt, was jetzt wichtig ist. Für mich ist der, der vor mir sitzt, außerdem nicht mein einziger Patient, andere warten schon. Und wenn wir uns aufgrund der Zwischeneinwürfe im Zickzack durch die Themen hangeln müssen, dauert es länger. Natürlich können die Patienten hinterher Fragen stellen, wenn etwas unklar ist. Sie können sowieso immer fragen, auch wenn sie auf der Station sind. Aber zunächst müssen wir die Informationsgrundlage für den ganzen Vorgang schaffen und dürfen uns nicht in Details verlieren. Bei hartnäckigen Abschweifern muss ich deutlicher werden und erläutern, dass es mehrere Ziele gibt. Das große Ziel ist, dass sie am Ende gesund nach Hause gehen können. Und das nächstliegende Ziel ist, dass die Operation erfolgreich verläuft. Alles andere ist nachgeordnet und wird geklärt, wenn es so weit ist.

Ein ethischer Graubereich entsteht für mich dann, wenn ich den Eindruck habe, dass jemand am Herzen operiert werden soll, der eigentlich keinen Vorteil mehr davon hat, weil die negativen Begleiterscheinungen des Eingriffs gravierend sind. Ich erinnere mich an eine alte Dame, die dement war und im Rollstuhl saß. Ich hatte dem Sohn gegenüber deutlich gemacht, dass eine große OP in diesem Zustand nicht empfehlenswert ist. Gerade für demente Patienten hat eine Narkose massive Auswirkungen, sie bekommen oft ein Durchgangssyndrom, leiden also unter starker, teilweise auch länger dauernder Verwirrung. Wundheilungsstörungen und Verletzungsgefahr treten ebenfalls häufiger auf. Doch der Sohn ließ sich nicht darauf ein. Als Betreuer hatte er die Entscheidungsbefugnis, und er wollte, dass das Leben seiner Mutter verlängert wurde, im Rollstuhl und mit Demenz. Mir war sehr unwohl dabei, denn die Schmerzen und die Anstrengungen einer OP und der Rekonvaleszenz musste seine Mutter aushalten, nicht er. Aber juristisch war die Sache eindeutig, er hatte das Sagen.

Zwar liegt die Verantwortung für die Entscheidung in Bezug auf eine Operation beim Patienten. Mein Verhalten beeinflusst jedoch, wie sie ausfällt. Die Patienten vertrauen mir, und je nachdem, wie ich die Lage einschätze, kann ich das Gespräch lenken, schon indem ich mit bestimmter Intensität die Vor- oder Nachteile einer OP und ihrer Konsequenzen darstelle. Ich rufe mir daher immer wieder selbst meine Verantwortung vor Augen, und zwar indem ich mich frage: Was würde ich raten, wenn der Mann mein Vater wäre oder die Frau meine Mutter? Wenn diese junge Frau hier vor mir meine Schwester wäre, die noch Kinder bekommen möchte? Ich mache mir damit im Grunde mehr Druck als fachlich nötig. Ich könnte mich ja aus der Affäre ziehen, indem ich es mit der Darstellung der Fakten gut sein lasse. Oder, wenn ich rein gewinnorientiert wäre, auf jeden Fall zu einer OP rate, um dem Krankenhaus Umsatz zu bescheren. Aber ich versuche, meine Entscheidung und meinen Rat menschlich zu grundieren. Weil es ja Menschen sind, mit denen ich zu tun habe.

Wer kümmert sich um den Patienten?

Ende 2015 gab es einen besonderen Werbefilm von Edeka. Im Mittelpunkt ein älterer Herr, der am ersten Advent seinen Anrufbeantworter abhört und die Post öffnet. Es sind die Absagen von seinen erwachsenen Kindern und den Enkeln: Sie schaffen es wieder nicht, gemeinsam mit ihm das Weihnachtsfest zu feiern. «Aber nächstes Jahr klappt es ganz bestimmt, Papa.» Traurig sitzt er am großen Esstisch vor dem bereits geschmückten Baum, auch am zweiten und dritten Advent, und isst allein sein Mahl. Ortswechsel: Ein Arzt im Krankenhaus erhält eine Benachrichtigung, die ihn erschüttert. Eine junge Frau beginnt zu weinen, als sie einen Namen in einer Todesanzeige liest. Ein Manager erhält eine Nachricht auf seinem Handy und kann die Tränen kaum zurückhalten. Ein paar Tage später treffen sie zusammen, es sind offenbar die erwachsenen Kinder des alten Herrn mit ihren Familien. Sie sind in Schwarz gekleidet, um gemeinsam im Haus des Vaters zu trauern. Als sie die Tür öffnen, sehen sie einen festlich gedeckten Tisch, die Kerzen leuchten – und aus der Küche tritt der alte Herr heran, der vermeintlich verstorben ist. Nach dem ersten Schrecken und der Verwirrung sagt er ihnen ganz schlicht: «Wie hätte ich euch denn sonst alle zusammenbringen sollen?» Das öffnet ihnen die Augen. Ihnen wird bewusst, was sie verloren hätten und dass es keine Möglichkeit gibt, verpasste Momente nachzuholen. Es wird ein fröhliches Fest mit der ganzen Familie.

Das Ganze ist ein bisschen dick aufgetragen, das gebe ich zu. Doch ich weiß genau, dass diese erfundene Geschichte sehr nah an der Wahrheit dran ist. Wenn ich daran denke, dass sich viele Menschen wenig oder gar nicht um ihre Angehörigen kümmern, die mit einer vielleicht lebensbedrohenden Krankheit, vor oder nach einer schweren Operation im Krankenhaus liegen, dann wird mir ganz weh ums Herz. Schon oft habe ich am Bett einer alten Dame gesessen und gefragt: «Haben Sie keine Kinder? Sie erhalten ja gar keinen Besuch.» «Doch, aber der Sohn muss viel arbeiten, und die beiden Töchter leben in München und in Stuttgart, und die müssen ja auch ihre Familie ...» Drei erwachsene Kinder, und keiner hat Zeit! Die alte Mutter, die am Herzen operiert wurde, ist ganz allein. Sie wird natürlich standardmäßig im Krankenhaus gepflegt, aber dass sie mit ihren Schmerzen klarkommt und mit der Sorge, ob sie die Folgen der OP bewältigt und wie es dann zu Hause weitergeht – das muss sie alles allein bewältigen.

Ich finde das unmöglich! Das macht mich sehr wütend, und ich gestehe, dass ich, wenn ich mal einen dieser Angehörigen am Telefon habe, Klartext rede. Es geht nicht darum, dass Gefahr im Verzuge wäre. Aber ein Mensch braucht doch gerade in schwierigen Situationen das Gefühl, dass er geliebt und umsorgt wird. Da blüht er doch regelrecht auf. Wenn ich Weihnachten Dienst habe, drehe ich immer eine Extrarunde und gehe zu denjenigen, die nie Besuch haben. Wir plaudern ein bisschen, nicht über die OP oder medizinische Details, sondern über das Leben, das sie geführt haben, und über die Pläne, die sie für die Zeit nach dem Krankenhaus schmieden. Ich merke, wie gut ihnen das tut, auch wenn sie sich sonst immer zusammenreißen. Aber diese menschliche Beziehung, die fehlt ihnen halt, die brauchen sie genauso wie das richtige Medikament.

Am meisten rege ich mich auf, wenn die Mütter ihre Kinder auch noch in Schutz nehmen. «Herr Doktor, das müssen Sie doch verstehen, mein Sohn hat einfach so viel zu tun. Das ist Stress für ihn, wenn er auch noch zu mir ...» Aber darauf lasse ich mich nicht ein. Ich meine, die Frau leistet über Jahre eine Menge Arbeit, um die Kinder großzuziehen, sie zur Schule zu schicken und das Studium zu bezahlen. Und dann haben sie keine Zeit für einen Besuch. Bei den Deutschen gilt Arbeit einfach immer als Entschuldigung. Doch ich akzeptiere das nicht. Wenn eins der Kinder anruft, sage ich das auch sehr deutlich: «Warum rufen Sie an? Warum sind Sie nicht hier? Ich an Ihrer Stelle würde die Mama besuchen.» Die Arbeit und das Geld, die kommen und gehen. Aber eine Mutter hat man nur ein Mal. Manche, denen ich die Leviten lese, sind irritiert. Doch die meisten finden es sogar gut, dass ich so spreche, und bedanken sich. Wenn der Sohn dann tatsächlich da ist und ich sehe, wie die Mutter sich freut, dann bin ich zufrieden – halbwegs.

Manchmal kann aber auch eine anwesende Familie Stress bereiten, vor allem, wenn es eine große ist. Wenn ich ein Zimmer betrete und den Patienten vor lauter Besuchern nicht mehr sehe – dann muss ich einschreiten. Die Fürsorge ist schön, aber im Übermaß ein Problem. Ich sehe das den Patienten oft an. Es geht gar nicht um Konflikte, sondern einfach um Ruhe. Nach einer Herz-OP ist man geschwächt, man braucht Erholung und viel Schlaf. Die findet man aber nicht, wenn Kind und Kegel um das Bett herumwuseln, vielleicht auch noch über Skype die Verwandten aus was weiß ich wo dazugeschaltet sind. Es entstehen ein Höllenlärm und eine enorme Geschäftigkeit. Die stören gegebenenfalls auch andere Patienten, meistens liegt man ja nicht allein im Zimmer. Aber deren Interessen gehen im Getümmel unter, da hat eine große Familie dann nur sich selbst im Blick.

Meist ist es eine Frage des kulturellen Hintergrunds. Die Deutschen kommen so gut wie nie in großen Familien zu Besuch, bei Süd- und Osteuropäern entstehen schnell Gruppen von zwanzig oder sogar mehr Leuten. Wenn ich einschreite, muss das sehr behutsam geschehen. Ich zeige, dass ich es toll finde, wie die Familie sich um den Patienten kümmert. Aber dass es gut wäre, wenn er sich jetzt erholen könnte. «Bitte, euer Vater ist frisch operiert. Er braucht jetzt Ruhe. Geht bitte raus und kommt heute Nachmittag oder morgen wieder.» Das wird in manchen Kulturen nur schwer akzeptiert, kann sogar aggressive Reaktionen auslösen. Die Angehörigen von dem Patienten zu trennen, erscheint wie ein Eingriff in verbriefte Rechte und vor allem in die existenzielle Notwendigkeit, ihm beizustehen. Es ist eine sehr schwierige Situation. Aufgrund meiner dunklen Hautfarbe lassen sie sich von mir oft mehr sagen als von meinen Kollegen, weil sie nicht einen so großen Abstand zwischen mir und ihnen vermuten. Sie gehen bei mir eher von einem grundsätzlichen Verständnis für ihr Anliegen aus und beugen sich dann leichter den fachlichen Argumenten.

Was mir bei allen, aber besonders bei den Deutschen auffällt, ist die Neigung, Verantwortung auf das Krankenhaus abzuschieben. Ich weiß nicht genau, woran es liegt, sicher ist es «die Arbeit», die auch Besuche verhindert. Aber vielleicht ist es ebenso eine Gewöhnung daran, dass die Institutionen es schon richten werden. Es ist eine ungünstige Kombination aus abnehmender Beziehungsfähigkeit und Verantwortungsvermeidung. Ein Beispiel: Meistens müssen Herzpatienten im Anschluss an die OP in eine Reha-Maßnahme. Den Platz in der Einrichtung besorgt der Sozialdienst des Krankenhauses. Manchmal entsteht aber eine Wartezeit von einer oder zwei Wochen. Das heißt, der Patient ist von unserer Warte aus therapiert und entlassungsfähig und sollte ein oder zwei Wochen später von zu Hause aus in die Reha-Einrichtung fahren. Die Zeit zu Hause kann er aber nicht ganz allein verbringen, das ist noch zu anstrengend und aufgrund der üblichen postoperativen Einschränkungen zu riskant. Es muss sich jemand um ihn kümmern.

Man kann sich nicht vorstellen, welche Debatten ich deswegen manchmal führen muss. «Ja, wieso haben Sie denn nicht sofort einen Platz für meine Mutter organisiert?» «Das haben wir ja. Aber in dieser Rehaklinik, die am besten für Ihre Mutter ist, wird der nächste Platz erst in zwei Wochen frei.» Der Ton wird dann schon lauter: «Dann müssen Sie sie eben so lange hierbehalten. Wir haben keine Zeit, uns um sie zu kümmern. Und außerdem wohnen wir auch gar nicht hier.» «Nein, tut mir leid, wir sind eine herzchirurgische Station, keine Sozialeinrichtung.» «Aber was soll ich denn machen?!?» «Sie könnten Urlaub nehmen. Sie könnten sich mit Ihren Geschwistern abwechseln ... Ich weiß es nicht.» «Das ist doch unerhört, wieso kümmert sich denn bei Ihnen keiner darum?» Ja, wieso kümmern *wir* uns nicht? Weil es *seine* Pflicht wäre! Es ist nicht unsere Aufgabe, jemanden zu versorgen, der nicht krank im medizinischen Sinne ist. Wir haben schon einiges geleistet, nämlich eine anspruchsvolle OP durchgeführt, die der Frau aller Voraussicht nach noch ein paar gute Jahre ermöglichen wird. Wir haben sie über die Tage nach der OP gebracht und sie gepflegt, außerdem den Reha-Platz besorgt. Jetzt wäre die Familie dran, nur für eine Übergangszeit.

Ich finde es bedrückend, wenn ich sehe, wie die Verantwortung für den Nächsten am liebsten an den Staat oder eben an uns delegiert wird. Ich mache mir Sorgen, was aus so einer Frau wird. Ob sich die Kinder doch noch aufraffen und eine gute Lösung finden. Oder ob sie sie unter Druck setzen, um sich aus der Verantwortung stehlen zu können.

Zusätzlich zu meiner Arbeit belasten mich solche Gedanken. Diese Erwartungshaltung an das Gesundheitswesen ist nicht angemessen. Sie überdehnt die Kapazitäten unseres Systems. Auch das trägt dazu bei, dass der Patient verlorengeht. Welche Konsequenzen wird das haben? Manchmal befürchte ich, dass wir, wenn sich das so fortsetzt, in Zukunft andere Entscheidungen treffen müssen. Wenn wir nicht sicher sein können, dass Menschen sich auf ihre Familien oder ihr soziales Umfeld verlassen können – dürfen wir sie dann überhaupt noch operieren? Müssen wir nicht viel mehr Wert auf die Sozialanamnese legen? Wenn eine neue Herzklappe die Lebensqualität des betreffenden Menschen wiederherstellen würde und an sich kein Problem wäre, aber die Versorgung nach der OP nicht gewährleistet ist – wie sollen wir dann entscheiden?

Wofür zwei Klassen?

Ende 2019 waren von den 83 Millionen Menschen in Deutschland mehr als 73 Millionen gesetzlich krankenversichert, rund 8,7 Millionen privat.[81] Ich bin selbst Privatpatient, weil es für mich als kinderlosen Single preisgünstiger ist, privat versichert als Mitglied einer gesetzlichen Krankenkasse zu sein. Trotzdem plädiere ich dafür, dass wir die privaten Krankenversicherungen abschaffen. Sie verzerren das Behandlungssystem im Krankenhaus zu Lasten der gesetzlich Versicherten, und sie führen im Einzelfall zu Behandlungen, die überflüssig oder sogar schädlich sind. Es ist ein Zwei-Klassen-System. Aber – das sei zur Beruhigung gesagt – im Notfall spielt das keine Rolle. Jeder wird hierzulande gut versorgt und behandelt, es wird nicht geprüft, wie man versichert ist. Die Versorgung unterscheidet sich in solchen Fällen nicht.

Doch im normalen Alltag sehen wir gravierende Klassenunterschiede. Viele niedergelassene Ärzte haben zwei Wartezimmer, eins für die erste Klasse, das andere für den Rest. Wobei im Normalfall der «Rest» mengenmäßig größer sein dürfte, wenn man die Zahlen betrachtet. Je nach Lage der Praxis unterscheidet sich das natürlich. In einem vornehmen Hamburger Stadtteil wie Blankenese oder Eppendorf sieht das Verhältnis anders aus als in einer Berliner Plattenbausiedlung. Warum zwei Wartezimmer? Damit die Privatpatienten es etwas netter haben. Und damit den anderen nicht so auffällt, dass jene vorgezogen werden und schneller drankommen. Es kann sein, dass eine Kassiererin aus dem Baumarkt mit Termin bereits anderthalb Stunden wartet, aber der Privatpatient, der ohne kommt, trotzdem schon nach zehn Minuten dran ist. Es ist auch eine Frage der guten bzw. schlechten Organisation, selbstverständlich. Niemand sollte anderthalb Stunden herumsitzen müssen, wenn er in die Sprechstunde will. Aber es ist vor allem eine Frage der Unterscheidung nach Wertigkeit.

Der Privatpatient ist mehr wert für den Arzt. Dieser kann unter Umständen dreimal so viel für ihn abrechnen wie für einen Kassenpatienten. Also verhält er sich vernünftig – auch im Sinne seiner Angestellten –, wenn er darauf achtet, dass der Privatpatient zufrieden ist und wiederkommt. Ich habe mich einmal mit einem Privatpatienten darüber unterhalten, ob er es nicht ein bisschen seltsam findet, wenn er so offensichtlich gegenüber 80-jährigen Großvätern oder gestressten Alleinerziehenden bevorzugt wird, nur weil er eine andere Art Versichertenkarte auf den Tisch legen kann. Keineswegs fand er das seltsam, sondern ganz natürlich. «Ich bin Geschäftsmann, ich habe keine Zeit, weil ich permanent arbeite. Ich leiste etwas für die Gesellschaft. Ich zahle auch mehr Steuern. Deswegen will ich die Zeit effektiv nutzen. Ich möchte nicht meine Zeit beim Arzt vertun. Manche Menschen arbeiten nicht mal acht Stunden am Tag, ich arbeite zwölf bis vierzehn Stunden.» Auf eine Kurzformel gebracht: mehr Leistung, mehr Einsatz für unsere Wirtschaft, daher Anspruch auf bevorzugte Behandlung. Meiner Überzeugung entspricht das nicht, aber das System unterstützt dieses Verfahren und diese Haltung.

Kleine große Unterschiede

Nun kann man ja sagen, dass die unterschiedlichen Wartezeiten zwar ärgerlich, aber letztlich zu vernachlässigen sind. Doch wenn etwa bei diagnostischen Verfahren unterschieden wird, ist es etwas anderes. Ein Beispiel: Häufig wird ein Herzkatheter angewendet, um zu prüfen bzw. auszuschließen, dass die Herzkranzgefäße eine Verengung aufweisen. Das heißt, ein Katheter wird in eine Arterie in der Leiste oder am Handgelenk eingeführt und bis zum Herzen vorgeschoben. Das Verfahren ist bewährt, aber mit gewissen Risiken behaftet und für den Patienten oft belastend. Seit einiger Zeit kann man auch mittels einer Kardio-Computertomographie die Herzkranzgefäße untersuchen, ohne dass man invasiv vorgehen muss. Es handelt sich um ein bildgebendes Verfahren, das auf Röntgenstrahlung basiert. Das steht aber nur den Privatpatienten zur Verfügung. Im Leistungskatalog der gesetzlichen Kassen ist es bis auf wenige Ausnahmen nicht aufgeführt. Beim Privatpatienten kann der Niedergelassene aber auch einfach ein MRT veranlassen, also eine Magnetresonanztomographie, ohne dass eine Strahlenbelastung verursacht wird. Das ist zwar teurer, aber die private Krankenkasse meckert nicht, sie bezahlt.

Ein anderes Beispiel: Jemand hat Bluthochdruck. Es gibt verschiedene Arten von Medikamenten, die für die Behandlung in Frage kommen, unter anderem Sartane, Diuretika und Kalziumblocker. Gegebenenfalls entscheidet der Arzt, dass die Einnahme aller drei Medikamente sinnvoll ist, um das Nebenwirkungsprofil zu dämpfen. Der Patient nimmt also drei Tabletten täglich ein. Je mehr Tabletten, desto schlechter ist die Compliance, das heißt, der Patient entscheidet dann einfach, die eine oder andere wegzulassen. Je mehr Tabletten er schlucken muss, desto geringer schätzt er, ganz subjektiv, seine Lebensqualität ein. Es gibt aber auch ein Kombinationspräparat, das alle drei Wirkstoffe enthält. Das würde die Wahrscheinlichkeit erhöhen, dass der Patient sie regelmäßig und zuverlässig einnimmt. Allerdings ist dieses Medikament teurer. Für einen Kassenpatienten kann der Arzt es nicht verschreiben, für einen Privatpatienten schon.

Ein Beispiel aus dem Krankenhaus: Ein Zuweiser-Kardiologe ruft an und hat einen Privatpatienten, der eine OP benötigt. Der Arzt im Krankenhaus gewinnt den Eindruck, dass dem Kardiologen der Privatpatient sehr wichtig ist. Es werden also sofort Zeit und Raum geschaffen, um diesen Patienten aufzunehmen, obwohl alle Betten belegt sind und der OP-Plan für den nächsten Tag schon sehr voll ist. Er ist kein Notfall, aber er wird trotzdem reingeschoben. Sollte in der Nacht noch ein richtiger Notfall eintreffen: Welchen Patienten setzt man dann von der OP-Liste ab, verschiebt ihn also? Mit Sicherheit nicht den Privaten, obwohl er als Letzter eingetroffen ist und ursprünglich nicht auf dem Plan stand. Der Kassenpatient, der sich auf die OP eingestellt und vielleicht die ganze Nacht vorher schon nicht geschlafen hat, erfährt am Morgen, dass er doch noch nicht drankommt. «Tut uns leid, wir haben einen Notfall. Sie werden abgesetzt. So was kann passieren, wenn Sie ein Notfall wären, würden wir Sie ja auch dazwischennehmen.» Der Privatpatient, der muss keine zweite Nacht mit Ängsten verbringen.

Beispiel Herzklappen: Es gibt teure und es gibt günstigere. Bei den teureren Herzklappen ist die Datenlage gut, das heißt, die dokumentierten Erfahrungen weisen sehr überzeugende Resultate aus. Bei den günstigeren sind die Resultate auch gut, aber nicht ganz so gut. «Gut» hat eine breite Range, wie die Klassifizierung bei den Waschmaschinen. A++ ist o. k., aber A+++ ist besser. Beim Privatpatienten denkt man keine Sekunde nach: Man nimmt die beste Klappe für ihn. Das Geld spielt keine Rolle.

Beispiel Komfort: Der Privatpatient hat ein größeres Zimmer, erhält gutes Essen nach Wahl, Zeitschriften, ein Glas Saft zwischendurch. Auch die Personalbesetzung der Privatstationen ist im Vergleich mit den anderen häufig besser. Die Ärzte sind durchweg der deutschen Sprache mächtig, häufig bereits Fachärzte, also mit mehr Erfahrung. Seltsamerweise ist auch der Pflegeschlüssel auf der Privatstation oft günstiger als auf der Station der Kassenpatienten. Das ist gut für den Privatpatienten. Die Aufmerksamkeit, der Kontakt, mehr Ruhe als in einem Zimmer mit drei anderen Patienten, die ständig ihren Fernseher laufenlassen und laut telefonieren – das alles trägt zur Genesung bei. Der Kassenpatient muss sich mit dem begnügen, was da ist. Oftmals ist es eine schlechte Ausstattung, mit lediglich einem großen Deckenlicht, das jedes Mal angeht, wenn einer der anderen Zimmerbewohner in der Nacht klingelt, mit zerkochtem Essen und ewig gehetztem Personal, das keine Zeit für individuelle Hilfen hat. Die Rekonvaleszenz fördert das nicht.

Auch für uns Ärzte ist das Arbeiten auf der Privatstation teilweise komfortabler. Es gibt mehr Schwestern, mehr Physiotherapeuten und sogar solche, die am Wochenende arbeiten. Für Kassenpatienten nicht. Will der behandelnde Arzt eine wichtige Untersuchung mit einem bestimmten Gerät durchführen lassen, ist der Termin kein Problem. Ein Anruf in der Radiologie: «Der Patient von Professor XY braucht das und das.» «Okay, wir schieben ihn dazwischen.» Ich habe vielleicht einen Kassenpatienten mit irgendeinem Infekt im Körper, der abgeklärt werden muss. Ich brauche auch ein CT. Aber die Abteilung ist überfüllt, ein Gerät defekt, und es ist schon 17:30 Uhr. Der Privatpatient von Professor XY wird noch drangenommen, der Kassenpatient erst am nächsten Tag. Beim Privaten beginnt damit also die Therapie eher als beim Kassenpatienten.

Das sind Vorteile für den Privaten. Es gibt aber auch Nachteile für ihn. Eben weil man an ihm nicht sparen muss, werden auch Behandlungen und Untersuchungen an ihm ausgeführt, die nicht zwingend nötig sind oder die man anderen nicht empfehlen würde. Wenn beispielsweise ein 77-Jähriger ein gravierendes Problem hat, das ein Kunstherz eventuell lösen würde, dann rät man nicht ab. Obwohl er Begleiterkrankungen aufweist und der Einsatz eines Kunstherzens für ihn eine außerordentlich anstrengende, auch riskante Operation wird. Wäre er gesetzlich versichert, würde man das wohl nicht in Erwägung ziehen, und das wäre nicht zu seinem Nach-, sondern zu seinem Vorteil. Die Krankenkasse des Privatpatienten jedoch wird die rund 200 000 Euro bezahlen, die für Diagnostik, Kunstherz, Transplantation und Nachsorge entstehen. Also schweigt der Chefarzt und rät ihm nicht ab.

Einen weiteren Nachteil verursacht manchmal der Komfort. Weil er nicht immer auf medizinische Erfordernisse abgestimmt ist. Die Zimmer in den Privatstationen sind größer und besser ausgestattet, manche wie im Hotel mit ausladendem Lesesessel, Schreibtisch, einem oder zwei Tresoren, Designer-Stehlampen und wenigen, verdeckten Steckdosen, damit das Auge nicht beleidigt wird. Man möchte dem Privatpatienten ja nicht das Gefühl vermitteln, dass er sich im Krankenhaus befindet. Der medizinische Leiter wird offenbar nicht immer gefragt, wie er sich die Ausstattung der Privatzimmer vorstellen würde. Er könnte nämlich sagen, was ein Arzt beispielsweise in einem Notfall braucht. Ich habe selbst einmal erlebt, wie der Superkomfort die Rettung erschwert. Es wird ein Notfallalarm in einem Privatzimmer ausgelöst. Zwei Ärzte und ich rennen mit einer Anästhesieschwester dorthin, den Notfallwagen dabei – und kommen in das Zimmer kaum rein. Alles vollgestellt mit luxuriösen Extras. Der Lesesessel steht im Weg, der Wagen hakt sich fest. Der Kardiologe quetscht sich vorbei, will ein Herz-Ultraschall machen. Wo ist die Stromzufuhr? Auf der rechten Seite, hinter dem Bett. Er hangelt sich rüber, aber die Steckdose ist zu weit unten angebracht, das Kabel reicht nicht aus. Wir suchen eine andere Steckdose, finden sie irgendwo hinter einer Klappe. Es vergeht wertvolle Zeit, bis wir zu dem kommen, worin unsere eigentliche Aufgabe besteht: den Menschen zu retten. Wir haben einen absoluten Notfall und verheddern uns im Komfortgedöns. Das ist ein Beispiel dafür, wie der Sinn des Ganzen verlorengeht, wenn man die falschen Prioritäten setzt. Wellnessgefühl statt Krankenhausatmosphäre.

Von mir aus kann jeder sagen: «Ich habe viel Geld, daher möchte ich ein Einzelzimmer. Ich möchte mein Abendessen nicht vom abgenutzten Krankenhausteller, sondern von Edelporzellan essen.» Er soll es haben, keine Einwände. Aber die medizinische Versorgung, ob das Diagnostik ist, die Wartezeit, die Qualität von Herzklappen oder sonst was, muss gleich sein. Ich bin entschieden dafür, dass wir mittelfristig diese zwei Klassen abschaffen. Wenn wir eine Bürgerversicherung (oder wie immer es dann heißen würde) hätten, müsste sich kein Arzt mehr darüber Gedanken machen, dass er den Privaten vorziehen muss, um mehr Geld für das Krankenhaus zu verdienen. Er kann die Patienten einfach nach Reihenfolge oder Dringlichkeit behandeln. Und Zusatzversicherungen würden sich lediglich auf die Unterbringung beziehen.

Ich kann mir vorstellen, dass sich dieser Idee auch eine ganze Menge niedergelassener Ärzte und Ärztinnen anschließen könnten. Außer natürlich die, die im Edelquartier einer Großstadt eine Praxis mit 80 Prozent Privatpatientenanteil führen. Aber die Allgemeinmediziner in der Hochhaussiedlung oder in einer strukturschwachen Region, die sowieso kaum etwas von diesem Kuchen abkriegen, dafür aber mehr und unter ungünstigeren Bedingungen arbeiten, würden sich weniger ungerecht behandelt fühlen. Und hätten vielleicht ein wenig größere Chancen, einen Nachfolger zu finden.

Da ich schon bei den Utopien bin: Vielleicht könnte man im Zuge einer solchen Reform auch das Versorgungsniveau für alle Patienten anheben. Ich weiß wirklich nicht, warum es in vielen Krankenhäusern immer noch Vierbettzimmer und dieses schlechte Essen gibt.

Das Ende des Lebens

Als Herzchirurg begegne ich dem Tod sicher öfter als ein Hautarzt oder Orthopäde. Meine Patienten sind häufig älter, und die Erkrankung, derentwegen sie uns aufsuchen, betrifft das zentrale Organ des Lebens. Es gibt einige Kollegen, die betrachten es als persönliche Niederlage, wenn ein Patient stirbt. Ich kann das nachvollziehen. Wenn man gekämpft hat, sein ganzes Wissen und seine Energie in das Bemühen gelegt hat, jemandem das Leben zu erhalten, und er stirbt trotzdem, ist es bitter, oft auch traurig. Man fühlt sich schlecht, weil man dem Menschen helfen wollte, und dann tritt der Tod nach einer medizinischen Maßnahme ein, die man zu verantworten hat. Das ist eine traumatische Situation. Man kann sich hundertmal sagen, dass es in rund zwei Prozent der Fälle Komplikationen geben kann. Es schmerzt trotzdem, man fühlt sich schuldig. Man muss lernen, das zu akzeptieren, aber es fällt schwer.

Aber: Sowohl Patienten als auch Ärzte müssen lernen, den Tod in das Leben zu integrieren, am besten schon ohne lebensbedrohliche Erkrankung. «Media vita in morte sumus» beginnt ein gregorianischer Choral aus dem 8. Jahrhundert, der später auch von Martin Luther übersetzt und ergänzt wurde. «Mitten im Leben sind wir vom Tod umfangen» – das vergessen wir oft. Es hat sicher seine Vorteile, dass wir nicht ständig an den Tod denken, wir würden uns sonst vielleicht dauernd ängstigen, keine Pläne mehr schmieden, nichts Neues mehr anpacken. Aber wir Heutigen verdrängen ihn so gekonnt aus unseren Gedanken, dass wir uns selbst auf den Leim gehen und glauben, es gäbe ihn gar nicht. Je mehr Fortschritte wir erzielen, unter anderem in der Medizin, desto eher glauben wir, alles regeln und reparieren oder vermeiden zu können, auch das Altern und das Ende des Lebens.

Ich komme mit dem Tod gut zurecht. Es hört sich vielleicht seltsam an, aber es ist so. Das heißt nicht, dass ich kühl bin und mir der Schmerz der Angehörigen, die einen Menschen verlieren, egal wäre. Manchmal, wenn ich über Jahre immer wieder mit einem Patienten zu tun hatte und sich eine engere Beziehung zu ihm entwickelt hat, geht es mir sehr nahe, wenn dieser Mensch stirbt. Aber ich akzeptiere, dass man stirbt. Das ist eine wichtige Voraussetzung für ein gutes Leben, davon bin ich überzeugt. Beim Umgang mit dem Sterben und dem Tod habe ich sehr viel von den Schwestern gelernt, vor allem, als ich während meines Studiums in der Pflege gearbeitet habe. Den ersten Toten habe ich gesehen, als ich als Aushilfe nachts auf einer Station gearbeitet habe, wenige Tage nachdem ich überhaupt mit der Pflege begonnen hatte. Ich kam ins Zimmer, ging zu einem Patienten, bei dem ich nachmittags noch Fieber gemessen hatte, und wunderte mich, dass er sich überhaupt nicht bewegte. Ich berührte ihn und nahm die Kälte wahr. Es war ein Schock für mich.

Ich ging zur Stationsschwester und sagte: «Herr Schröder hat uns verlassen.» Sie verstand nicht sofort: «Wie meinst du das?» «Ja, also ... ich glaube, der ist tot.» Sie lief sofort in das Zimmer. Nach einer Weile kam sie zurück und sagte: «Ja, du hast recht. Er ist gestorben.» Dann blickte sie mich prüfend an und fragte: «Sag mal, ist es dein erstes Mal?» Ich nickte. «Na, dann komm mal her, setz dich erst mal und trink einen Kaffee.» Ihre ruhige Art war sehr tröstlich für mich, und wir sprachen eine Weile über den Verstorbenen. «Es ist gut, dass er jetzt gegangen ist. Er war sehr schwer krank, die Schmerzen wären sicher noch stärker geworden. So ist er nun von allem befreit.»

Die Schwestern haben einen weiteren Blick, sie sehen den Patienten in einem umfassenderen Sinne als häufig wir Ärzte. Sie merken oft sehr früh, dass sich jemand auf den Weg macht, um diese Welt zu verlassen. Ein paar Monate später betrat ich gemeinsam mit einer Schwester ein Zimmer, in dem eine ältere Dame lag. Die Schwester ging zu ihr, um sie zu waschen, hielt dann aber inne und sagte zu mir: «Sie geht jetzt.» Ich war überrascht: «Wie meinst du das? Jetzt?» «Ja, jetzt. Lass uns die Fenster öffnen, sie will gehen.» Wenig später, nachdem sie verstorben war, legte die Schwester ihr eine Blume in die Hände. Es war sehr schön, sehr liebevoll. Dieses Bild habe ich immer noch vor Augen, nach rund zwanzig Jahren. Es hat mir sehr geholfen, meine eigene Haltung und meinen Umgang mit dem Tod zu entwickeln.

Wenn wir den Angehörigen die Nachricht überbringen müssen, dass der Patient es nicht schaffen wird oder verstorben ist, schicken meine Kollegen mich gern vor. «Umes, bitte sag du es ihnen. Du kannst das am besten.» Und das mache ich dann, weil ich es als meine ärztliche Aufgabe betrachte, den Hinterbliebenen auch in diesem Moment beizustehen, genauso wie ich sie vielleicht vorher im Aufnahmegespräch informiert und beraten habe. Ich versuche, nicht als Fremder zu ihnen zu gehen, sondern ihnen zu vermitteln, dass wir in diesem Moment eine besondere Gemeinschaft sind: der Sterbende oder Tote, die Familie und ich. Ich spreche mit ihnen, frage sie nach ihrem Hintergrund, was sie beruflich machen, ob sie Kinder haben, nach Geschichten, die sie mit dem Angehörigen erlebt haben, und vieles mehr. Dann kann ich auch die Informationen, die sie hören wollen, besser einbetten. Ich spreche über das Krankheitsbild, was noch hätte passieren können und dass es wohl gut so ist, wie es eingetreten ist. Die Familie darf keine Schuldgefühle entwickeln, dass sie den Verstorbenen zu spät gebracht hat oder dass sie noch mehr hätte tun können. Ich spreche mit ihnen über die Grenzen der Medizin und dass das Heilen nicht ihre einzige Aufgabe ist. Eine weitere besteht auch darin, einen Menschen gehen zu lassen, wenn er so weit ist.

In der Sterbebegleitung ist es notwendig, dass ich als Arzt an einem bestimmten Punkt sehe: Dieser Mensch schafft es nicht. Wir müssen den Kreislauf aufrecht halten, eine enorme Menge an Medikamenten verabreichen, und trotzdem befinden wir uns in einer Art Sackgasse, es wird nicht besser. Dann muss ich mich fragen, wie lang dieses Leben noch künstlich aufrechterhalten werden soll. Es ist kein natürliches Leben mehr. Das muss man erkennen können. Ich rufe dann die Angehörigen an und bitte sie, zu kommen, weil es nicht gut aussieht. Manchmal sage ich auch: «Es wäre schön, wenn Sie eine Weile einfach an seinem Bett sitzen und ihn begleiten. Er ist am Leben, aber ich glaube, er möchte sich verabschieden.»

Ich habe glücklicherweise noch nie ernsthafte Probleme gehabt. Obwohl die Fragen von Leben und Tod wirklich sehr schwer zu beantworten sind, sich in ihrer Gänze dem menschlichen Verstand entziehen. Ich hatte einmal einen Patienten, bei dem ich nach der OP überzeugt war, dass er es nicht schaffen würde. Ein paar Tage später war er aber sehr munter und blühte regelrecht auf. Ich war verblüfft und auch ein bisschen irritiert, weil ich an meinem Urteilsvermögen zweifelte. Ich befragte mich sehr kritisch, ob ich zu voreilig und zu selbstsicher gewesen war. Vielleicht schon zu stark beeinflusst von professioneller Routine. Zwei Wochen später starb er tatsächlich. Trotzdem: Man darf sich nie zu sicher sein. Leben und Sterben sind von einer Dimension, die man nie ganz erfasst.

Wenn die Angehörigen da sind, führe ich das Vorbereitungsgespräch, ehe wir gemeinsam hineingehen. Schwierig ist es, wenn die Familienverhältnisse komplexer sind, also mehrere Kinder und Ehepartner aus verschiedenen Ehen vorhanden sind. Je nachdem, wie die Beziehungen untereinander sind, können sehr unterschiedliche Ansichten in Bezug auf die Behandlung des Patienten geäußert werden. Wenn man einander misstrauisch oder gar feindlich gegenübersteht, geht es sehr schnell gar nicht mehr um den Patienten, sondern um die Kontrolle, die man – noch oder endlich – ausüben kann. Das kann natürlich auch in Kleinfamilien auftauchen, Mutter und Tochter kämpfen darum, wer das Sagen hat, oder die Geschwister untereinander. Alte, unbeglichene Rechnungen werden aufgemacht. «Du hast dich doch nie um Mama gekümmert» oder «Ihr zwei wollt immer alles allein entscheiden». Es sind hässliche Szenen, deren Zeuge man wird. Ich ärgere mich, wenn es keine Patientenverfügung gibt, die solche Situationen entschärfen könnte.

Wenn keine Patientenverfügung vorliegt oder sie aus formalen Gründen ungültig ist, was gelegentlich bei den Standardversionen auftritt, die man im Internet findet, versuche ich gemeinsam mit den Angehörigen herauszufinden, was der Betreffende gewollt hätte. Welche Vorstellung hatte er von seinem Leben, von der Hilfe durch Maschinen? Ist er ein

Kämpfer? Oder ist er einer, der sagt, ich hatte ein gutes Leben und kann jetzt in Frieden gehen? Diese vorbereitenden Fragen helfen den Angehörigen, sich klar über das zu werden, was geschehen soll. Ich kann ihnen dann besser erläutern, dass wir mit der hohen Medikamentengabe keine Lebensqualität für ihn erreichen, sondern nur eine Verlängerung des Lebens. Ich versuche, ihnen dabei zu helfen, sich zu trennen, einen würdigen Abschied zu gestalten. Das nützt auch dem Patienten, der nicht länger festgehalten wird.

Niemals lasse ich die Familie mit einer Entscheidung allein. Wir tragen sie gemeinsam. Das ist sehr wichtig, damit später keine Schuldgefühle oder Zweifel entstehen. «Hätten wir vielleicht noch zwei Tage gewartet und die Medikamente nicht abgesetzt, dann hätte er sich vielleicht doch noch erholt ...» Solche Selbstvorwürfe gibt es manchmal, wenn nicht vorher klar wird, dass wir gemeinsam die Verantwortung tragen. Wir als Ärzte sind damit auch aus dem ethischen Graubereich heraus, dass jemand eine Entscheidung trifft, der formal nicht dazu berechtigt ist.

Gespräche über den bevorstehenden Tod sind nie einfach. Oft sind die Angehörigen noch nicht in der Lage, die Endgültigkeit des Prozesses akzeptieren zu können. Ich erinnere mich an ein Wochenende, an dem ich einen Mann betreute. Ich wusste, dass er stirbt. Seine Frau konnte es aber noch nicht fassen. «Vor einer Woche hat er noch im Garten gearbeitet!» Das wiederholte sie in jedem Gespräch. Ich habe das Wort «sterben» oder «Tod» nicht benutzt, aber sie doch darauf hingeführt, dass er dabei war, diese Welt zu verlassen. Ich hätte ihr möglicherweise die Zustimmung abringen können, die lebensverlängernden Maßnahmen einzustellen. Aber ich war sicher, dass wir ihr damit zugleich ein lebenslanges Leid beschert hätten. Sie war einfach noch nicht so weit. In diesem Fall sah ich es als meine Pflicht an, das Richtige für sie zu tun, auch wenn ich dafür den Mann noch ein wenig halten musste. Da ging es nicht mehr um ihn, er war quasi schon tot. Es ging um sie, weil er in ihren Augen noch lebte. Zu meinen Kollegen sagte ich: «Ihr Lieben, tut mir einen Gefallen. Bitte versucht alles, dass er nicht heute Nacht stirbt, sondern noch ein bisschen durchhält.» Ich wollte, dass er starb, während ich im Dienst war. So kam es dann auch, und ich konnte der Frau, die nun bereit war, zur Seite stehen.

Ich erinnere mich deshalb so gut daran, weil es auch für mich eine wichtige Situation war. Ich erkannte ganz klar, wo meine Berufung als Arzt liegt. Nämlich nicht darin, auf Monitore zu starren oder Laborwerte zu studieren. Ich übernehme eine Verantwortung, die sich nicht nur auf den Patienten bezieht, sondern auch auf die, mit denen er sein Leben geteilt hat. Ich will meine Kompetenz in den Dienst des Lebens stellen, mit Empathie und Leidenschaft.

7.
Das ärztliche Gelöbnis und was für mich daraus folgt

Ich habe dieses Buch begonnen mit einem Zitat aus dem hippokratischen Eid. Hippokrates, ein griechischer Arzt, der im 5. Jahrhundert vor Christus lebte, gilt als Vater der modernen Medizin. Es ist nicht verbürgt, dass er das ihm zugeschriebene Gelöbnis tatsächlich verfasst hat, aber letztlich spielt das für die Bedeutung dieser Schrift keine Rolle. In diesem kurzen Text werden die Kernpunkte der medizinischen und ärztlichen Ethik festgehalten.

Viele glauben, dass wir Ärztinnen und Ärzte vor unserer Zulassung auf diesen Eid schwören müssen. In Wahrheit ist das aber nicht der Fall. Gleichwohl handelt es sich auch nicht einfach um einen unverbindlichen Vorschlag. Der Inhalt stellt die Grundlagen unseres Handelns dar, jenseits aller fachlichen Details. Er fixiert das übergeordnete Ziel und die gebotenen Grenzen ärztlichen Handelns. Weil diese Grundlagen für Mediziner, deren berufliches Tun oder Unterlassen oft weitreichende Konsequenzen hat, so wichtig sind, hat der Weltärztebund 1948 eine modernisierte, an die neuzeitlichen

Gegebenheiten angepasste Version entwickelt. Sie ist seitdem mehrfach überarbeitet worden, die aktuelle Version stammt aus dem Jahr 2017. Dieses sogenannte Genfer Gelöbnis wird weltweit als Richtschnur für Ärzte verstanden. Bei uns in Deutschland steht es vor der Präambel der Berufsordnung.[82]

Mir bedeutet dieses Gelöbnis sehr viel, deshalb setze ich es an den Schluss meiner Ausführungen. Gerade in seiner Einfachheit entfaltet es eine enorme Tiefe. Es holt uns aus den Verstrickungen der Bürokratie und den Anstrengungen des Alltags und führt uns zu unseren Wurzeln. Es macht deutlich, worin unsere Aufgabe als Arzt besteht und wie wir den verschiedenen Anforderungen gerecht werden können, die permanent an uns gestellt werden. Ich bin überzeugt davon, dass wir für unser Gesundheitswesen enorm viel gewinnen könnten, wenn wir uns nach diesen Grundsätzen richten würden. Hier der Text im Wortlaut:

«Als Mitglied der ärztlichen Profession
gelobe ich feierlich, mein Leben in den Dienst der Menschlichkeit zu stellen.

Die Gesundheit und das Wohlergehen meiner Patientin oder meines Patienten werden mein oberstes Anliegen sein.

Ich werde die Autonomie und die Würde meiner Patientin oder meines Patienten respektieren. Ich werde den höchsten Respekt vor menschlichem Leben wahren.

Ich werde nicht zulassen, dass Erwägungen von Alter, Krankheit oder Behinderung, Glaube, ethnischer Herkunft, Geschlecht, Staatsangehörigkeit, politischer Zugehörigkeit, Rasse, sexueller Orientierung, sozialer Stellung oder jeglicher anderer Faktoren zwischen meine Pflichten und meine Patientin oder meinen Patienten treten.

Ich werde die mir anvertrauten Geheimnisse auch über den Tod der Patientin oder des Patienten hinaus wahren.

Ich werde meinen Beruf nach bestem Wissen und Gewissen, mit Würde und im Einklang mit guter medizinischer Praxis ausüben.

Ich werde die Ehre und die edlen Traditionen des ärztlichen Berufes fördern.

Ich werde meinen Lehrerinnen und Lehrern, meinen Kolleginnen und Kollegen und meinen Schülerinnen und Schülern die ihnen gebührende Achtung und Dankbarkeit erweisen.

Ich werde mein medizinisches Wissen zum Wohle der Patientin oder des Patienten und zur Verbesserung der Gesundheitsversorgung teilen.

Ich werde auf meine eigene Gesundheit, mein Wohlergehen und meine Fähigkeiten achten, um eine Behandlung auf höchstem Niveau leisten zu können.

Ich werde, selbst unter Bedrohung, mein medizinisches Wissen nicht zur Verletzung von Menschenrechten und bürgerlichen Freiheiten anwenden.

Ich gelobe dies feierlich, aus freien Stücken und bei meiner Ehre.»

Fünf dieser Grundsätze nehme ich als Leitgedanken für meine Folgerungen und Forderungen an unser Gesundheitswesen, an Entscheider, Politiker, Kollegen und Patienten:

Die Gesundheit und das Wohlergehen meiner Patientin oder meines Patienten werden mein oberstes Anliegen sein.
Wir Ärzte üben einen freien Beruf aus. Unsere Entscheidungen dürfen daher nicht von Maximen der Gewinnorientierung

oder Auslastung von Kapazitäten bestimmt werden. Wir müssen den Patienten wieder zur Richtschnur unseres Handelns machen, nicht die wirtschaftlichen Erfordernisse eines ins Uferlose gewachsenen «Systems» von Fallpauschalen und Abrechnungsmodalitäten. Es muss um das Patientenwohl gehen. Der gute Arzt wäre dann derjenige, der das tut, was dem Patienten am meisten nützt, eben vielleicht auch auf eine Behandlung verzichtet oder anstelle einer OP eine konservative, also erhaltende Therapie durchführt. Das bedeutet, dass ich als Arzt so beraten darf, wie ich es für den Patienten am besten halte, ohne an die Bilanz der Klinik denken zu müssen. Es geht um die Lebensqualität des Patienten. Um nichts sonst.

Viel stärker müssen wir uns wieder den ganzen Menschen vor Augen führen, ihn nicht lediglich als Träger einer nach DRG-System codierten Erkrankung sehen. Seine psychischen und sozialen Bedürfnisse, seine Gesamtverfassung müssen wir in unsere Entscheidungen einbeziehen (dürfen). Gerade als Herzchirurg weiß ich, dass Leib und Seele eine Art Wohngemeinschaft bilden. Jeder Mensch ist mehr, als seine Körperlichkeit präsentiert. Die meisten Ärzte und Ärztinnen wissen das. Sie können nur nicht immer entsprechend handeln, weil Seele im System nicht vorgesehen ist.

Eine Reform des DRG-Systems ist unumgänglich. Als Beurteilungskriterium müssen die Qualität und der Erfolg unbedingt eine größere Rolle spielen. Derjenige Arzt ist der beste, der es schafft, die Lebensqualität des Patienten zu erhalten oder wiederherzustellen – was auch den Verzicht auf einen massiven Eingriff beinhalten kann. Derzeit wird aber der Arzt belohnt, der möglichst viele OPs durchführt. Er ist der Held des Unternehmens – oftmals auf Kosten seiner Patienten.

Ich werde die Autonomie und die Würde meiner Patientin oder
meines Patienten respektieren.

Es ist unabdingbar, dass wir den Patienten nicht als Fall behandeln, sondern als Menschen. Nicht seine Krankheit ist
unsere Hauptsache, sondern *er* ist es. Autonomie und Selbst-
bestimmungsrecht des Patienten bedeuten aber auch, dass
er Verantwortung übernimmt, und zwar zuallererst für sich
selbst. Es ist sicher schwer für ihn, das System zu durchschau-
en und sich im Getriebe eines Krankenhauses seine Position
zu erobern. Aber es geht. Dazu gehört, dass er sich vorbereitet,
sich als aktiver Partner des Arztes versteht und nicht als Empfänger von Leistungen, auch nicht als Anspruchsberechtigter.

Bei den vielen, dauernd wechselnden Personen, die dem
Patienten als zuständig oder verantwortlich gegenüber-
treten, ist es schwierig für ihn, eine Linie zu entwickeln und
sich klar über die Entscheidungen zu werden, die ihm abver-
langt werden. Das ist mir bewusst, und auch deshalb ist die
Verbesserung der Personalsituation dringend nötig. Doch der
Patient hilft sich selbst und uns am meisten, wenn er sich über
die Lebensziele im Klaren ist, die er verfolgt. Will er gesund
werden um jeden Preis? Will er sein Leben verlängern, oder
geht es ihm um die Qualität seines Lebens? Entscheidet er
aus eigenem Antrieb für sich, oder ist er beeinflusst von den
Wünschen seiner Angehörigen? Es tut gut, wenn man sich darüber Gedanken macht, und zwar nicht erst dann, wenn man
lebensbedrohlich erkrankt ist. Eine klare Haltung zu diesen
Fragen entwickelt sich nicht auf die Schnelle. Ich bemerke
aber immer häufiger, dass viele Menschen diese Anstrengung
scheuen, statt sie in ihr Leben zu integrieren. Meiner Erfahrung nach hat diese Art der Vorbereitung einen beruhigenden
Effekt, sie macht souveräner gegenüber den Versprechungen

des medizinischen Hochleistungsbetriebs und ermöglicht es dem Patienten, Autonomie tatsächlich zu leben.

Ich werde nicht zulassen, dass Erwägungen ... anderer Faktoren zwischen meine Pflichten und meine Patientin oder meinen Patienten treten.

Ein Faktor, der zwischen meinen ärztlichen Pflichten und dem Wohl des Patienten steht, ist das Zwei-Klassen-System der privat und der gesetzlichen Versicherten. Ich sehe nicht, dass diese Trennung Vorteile bringt, letztlich weder für die Privat- noch für die Kassenpatienten. Die Privaten werden überversorgt mit Untersuchungen und Therapien, weil der finanzielle Anreiz so hoch ist, nicht weil die medizinische Sorgfalt es geböte. Die Kassenpatienten erhalten ihre Behandlung, keine Frage, aber teilweise mit Verzögerung und in bestimmten Fällen nicht in derselben Qualität. Das muss aufhören. Die Kassenpatienten sind mit knapp 90 Prozent[83] in der absoluten Mehrheit. Sie erhalten das System aufrecht, deshalb dürfen sie nicht schlechter gestellt werden als die anderen.

Ich werde mein medizinisches Wissen zum Wohle der Patientin oder des Patienten und zur Verbesserung der Gesundheitsversorgung teilen.

Explizit bekenne ich mich zu wirtschaftlichem Verhalten, was den Umgang mit Ressourcen angeht. So, wie es jetzt läuft, verschwenden wir aber eine Menge Geld und sehr viel Zeit. Wir hängen in Überregulierung und Standardisierung fest und sind einem Zwang zum «Machen» unterworfen. Sich Zeit nehmen, abwarten, Geduld haben, Zuwendung anbieten – das zählt im wahrsten Sinne des Wortes nicht. Dabei wären es in vielen Fällen die besseren Optionen.

Wir könnten unsere Ressourcen auch besser nutzen, wenn sie sinnvoll organisiert wären. Wir dokumentieren die kleinsten Kleinigkeiten, was aber nicht zu besserer Versorgung führt, sondern vor allem als Absicherung gegen Ansprüche von Patienten oder Angehörigen bzw. der Krankenkassen dient. Trotz dieses Dokumentationszwangs führen wir jede Menge Doppeluntersuchungen durch, weil die Linke nicht weiß, was die Rechte tut. Der niedergelassene Arzt besitzt Informationen zu seinem Patienten, die uns nicht zugänglich sind – weil der Patient sie nicht weiterleitet oder weil er aufgrund seines Ärztehoppings nicht mehr alle Ergebnisse beisammenhat.

Bei einem Notfall müssen wir häufig die Grunddaten neu erheben, etwa Blutgruppe, Medikation, Allergien, chronische Krankheiten usw., wenn der Betreffende nicht zufällig eine Information bei sich trägt, mit der wir arbeiten können. Dabei gibt es diese Daten ja irgendwo, beim Hausarzt oder anderen Fachärzten. Eine aussagefähige elektronische Gesundheitskarte oder Patientenakte wäre ein wirkungsvoller Beitrag, um schnell und ohne überflüssigen Aufwand an die relevanten Informationen zu gelangen. Sie würde Geld sparen und doppelte Aufwendungen vermeiden.

Dieses Projekt ist seit Jahren genau das, nämlich ein Projekt. Bei Redaktionsschluss dieses Buchs lag ein Kabinettsbeschluss über den Entwurf des Bundesgesundheitsministers zu einem «Patientendaten-Schutz-Gesetz» vor.[84] Es gibt eine Menge Kann-Bestimmungen darin, und letztlich liegt es am Patienten, welche Informationen er in die Akte einspeisen lässt und welche nicht. Ein zuverlässiges Gesamtbild entsteht daraus nicht. Dieses Gesetz stellt einen Fortschritt dar, aber ich bezweifle, dass es ein effizientes Instrument der Informationsbeschaffung wird, das wirklich nützt und nicht noch mehr Arbeit verursacht.

Wir brauchen eine sektorenübergreifende Versorgung, also bessere und kontinuierliche Zusammenarbeit von Hausärzten, Fachärzten und Kliniken. Dazu gehört, abgesehen von gesetzlichen Regelungen, unbedingt die beschleunigte Digitalisierung im Gesundheitswesen. Der Datenschutz ist ein hohes Gut, das weiß ich. Doch das sollte keine Ausrede dafür sein, dass wir in der Digitalisierung meilenweit von dem entfernt sind, was möglich wäre.

Diese Themen sind seit Jahren im Gespräch und waren sogar im Koalitionsvertrag von 2018 enthalten, aber ich bin skeptisch, wann es dazu wirklich Entscheidungen geben wird, von Ergebnissen ganz zu schweigen. Während der Corona-Krise wurden Meldungen der Gesundheitsämter teilweise noch per Fax übermittelt, mit entsprechenden Zeitverzögerungen und zusätzlichem Aufwand bei der Weiterverarbeitung der Daten.

Natürlich ist die umfassende Digitalisierung eine wahnsinnig komplexe Aufgabe angesichts der vielen Beteiligten und der politischen Implikationen, unter anderem auf Bund-Länder-Ebene. Aber das könnte man auch als einen zusätzlichen Grund ansehen, endlich Ergebnisse zu produzieren. Gerade die Corona-Krise hat übrigens gezeigt, dass die sinnvolle Verknüpfung der Sektoren ein absolutes Muss ist.

Die Leopoldina, die Nationale Akademie der Wissenschaften, hat das in ihrer vierten Ad-hoc-Stellungnahme vom 27. Mai 2020 unterstrichen. «Ziel muss ein Gesundheitssystem sein, das mit Blick auf die aktuellen und auf zukünftige Herausforderungen in hohem Maße anpassungsfähig ist und in dem öffentlicher Gesundheitsdienst, ambulanter und stationärer Sektor gut zusammenarbeiten ... Benötigt wird ein patientenorientiertes, qualitätsgesichertes und nicht primär gewinnorientiertes System, das alle Mitarbeitenden wertschätzt, Innovationen und digitale Lösungen integriert und insgesamt durch eine enge Vernetzung mit der Grundlagen- und translationalen Forschung über eine hohe Resilienz verfügt.»[85]

Für dringend geboten halte ich die Reduzierung der Akteure im Gesundheitswesen. Wir haben eine unüberschaubare Menge von Gremien, Ausschüssen, Vertretungsorganen, Kammern und Lobbyisten, die zum Nachweis ihrer «Existenzberechtigung» Papiere und Positionen produzieren, außerdem an allen möglichen Prozessen beteiligt werden müssen. Tragen sie wirklich dazu bei, Patienten besser zu versorgen und die Arbeitsbedingungen für Ärzte zu optimieren?

Außerdem existieren rund 160 Krankenkassen, jede mit teurer Führungsebene, Verwaltungsapparat und repräsentativen Gebäuden. Wofür soll das gut sein? Ich will nicht die Wahlfreiheit abschaffen, aber ich meine, ein Drittel der jetzigen Kassen würde ausreichen, um alle Versicherten gut abzusichern. Die Auswahl unter 160 Krankenkassen braucht kein Mensch. Hier könnte man viel Geld sparen, das den Patienten und dem Personal in Praxen und Krankenhäusern sehr zugutekäme.

Ich kann es nicht genau ermitteln, aber ich schätze, dass von 100 Euro, die ins Gesundheitswesen eingespeist werden, maximal 30 Euro beim Patienten eintreffen. Ich nehme an, dass genauso viel den Akteuren zugutekommt, deren Existenz im Gesundheitswesen keinerlei positiven Effekt für die Genesung der Kranken hat. Übrigens sind nicht nur aufgeblähte bürokratische Apparate Geldfresser, viel Geld versickert in Doppelstrukturen und überflüssigen Einrichtungen, etwa Krankenhäusern und Spezialzentren für Transplantationen, die wenig zu tun haben, aber immense Kosten für ihre Ausstattung verursachen. Ein weiteres Thema wäre die Pharmaindustrie. Das allerdings wäre so umfangreich, dass es in einem eigenen Buch behandelt werden müsste.

Ich werde auf meine eigene Gesundheit, mein Wohlergehen und meine Fähigkeiten achten, um eine Behandlung auf höchstem Niveau leisten zu können.

Nach einer sehr langen Ausbildung in teilweise feudalen Abhängigkeitsverhältnissen arbeiten wir Ärztinnen und Ärzte im Krankenhaus unter Bedingungen, unter denen es immer schwieriger wird, auf unsere Gesundheit zu achten. Wir betreiben durch die extremen Dienste Raubbau an unserer Gesundheit. 24 Stunden am Stück zu arbeiten oder in Wechselschichten mit minimalen Erholungszeiten, immer unter Druck, immer gehetzt, sehr fordernden Ansprüchen von allen Seiten ausgesetzt – das hält man nicht sein Leben lang durch.

Diese Verhältnisse lassen uns zweifeln an unserer Entscheidung für diesen Beruf. Und das ist schlecht. Denn für mich ist es nach wie vor der beste Beruf der Welt: Menschen zu helfen, gesund zu werden. Ich möchte, dass das so bleibt und dass Bedingungen geschaffen werden, in denen wir diesen Beruf nach wie vor mit Freude und in Verantwortung gegenüber dem Patienten ausüben können. Wie schön wäre es, wenn alle Beteiligten daran mitwirkten. Das wünsche ich mir, und dazu will ich mit diesem Buch beitragen.

Dank

Ich möchte mich zuerst für die Verwirklichung dieses Buches bei meiner Koautorin Doris Mendlewitsch von Herzen bedanken. Besonders für die ehrlichen und sachlichen Diskussionen, die wir während unserer gemeinsamen Arbeitswochenenden geführt haben.

Das Buch wäre nicht so weit gekommen, wenn sich meine pflegerischen und ärztlichen Kolleginnen und Kollegen nicht für viele, sehr offen geführte Gespräche zur Verfügung gestellt hätten.

Bei Professor Dr. med. Hans-Hinrich Sievers bedanke ich mich für seine Inspirationen im Fach der Herzchirurgie. Ebenso danke ich all den Menschen, die mir bei der Verwirklichung meines Traums, Herzchirurg zu werden, geholfen haben: meinem Doktorvater Professor Dr. Dr. med. Hermann Reichenspurner und seinem Team aus Hamburg und besonders Professor Dr. med. Jörg Babin-Ebell, die mich mit der Unterstützung von Professor Dr. med. Anno Diegeler und seinem Team aus Bad Neustadt zum Herzchirurgen ausgebildet haben. Danken möchte ich auch Professor Dr. med. Volkmar Falk und seinem Team für die Einblicke in die Herzchirurgie der Berliner Charité. Sehr lehrreiche und prägende Visiten verdanke ich Professor Dr. med. Thomas Meinertz.

Wenn Patienten mich als einen guten Arzt bezeichnen,

dann habe ich das auch all meinen Kolleginnen und Kollegen aus der Pflege, mit denen ich bisher gearbeitet habe, zu verdanken. Denn die Zuneigung und empathische Fürsorge gegenüber den Patienten ist etwas, das ich nicht im Studium gelernt habe, sondern in meiner Tätigkeit als studentische Hilfskraft in der Pflege.

Last but not least möchte ich Professor Dr. med. Dieter Hammel und seinem Team aus Bremen dafür danken, dass ich als Herzchirurg ein Zuhause gefunden habe.

Anmerkungen

1   Deutsche Krankenhausgesellschaft, https://www.dkgev.de/dkg/corona
    virus-fakten-und-infos/, abgerufen am 14. 4. 2020
2   Frankfurter Allgemeine Zeitung, https://www.faz.net/aktuell/gesell
    schaft/gesundheit/coronavirus/zahlen-zum-coronavirus-die-pande
    mie-im-ueberblick-16653240.html, abgerufen am 19. 8. 2020
3   Bundesamt für Statistik: Pressemitteilung Nr. 119 vom 2. 4. 2020,
    https://www.destatis.de/DE/Presse/Pressemitteilungen/2020/04/
    PD20_119_231.html, abgerufen am 16. 4. 2020
4   Bundesamt für Statistik: Gesundheitsausgaben, https://www.destatis.
    de/DE/Themen/Gesellschaft-Umwelt/Gesundheit/Gesundheitsaus
    gaben/_inhalt.html, abgerufen am 15. 6. 2020
5   Bertelsmann Stiftung: Zukunftsfähige Krankenhausversorgung. Simu-
    lation und Analyse einer Neustrukturierung der Krankenhausversor-
    gung am Beispiel einer Versorgungsregion in Nordrhein-Westfalen, Gü-
    tersloh 2019, https://www.bertelsmann-stiftung.de/de/publikationen/
    publikation/did/zukunftsfaehige-krankenhausversorgung, abgerufen
    am 22. 4. 2020
6   Rheinische Post: Länder vernichten Schweinegrippe-Impfstoff, 31. 8.
    2011, https://rp-online.de/leben/gesundheit/medizin/schweinegrippe/
    laender-vernichten-schweinegrippe-impfstoff_aid-13183729, abgerufen
    am 21. 4. 2020
7   Deutscher Bundestag: Bericht zur Risikoanalyse im Bevölkerungs-
    schutz 2012, Drucksache 17/12051, 3. 1. 2013
8   A. a. O., S. 5
9   A. a. O.., S. 65
10 Ebda.
11 A. a. O., S. 73
12 Bundesamt für Statistik: Krankenhäuser 2018, https://www.destatis.

de/DE/Themen/Gesellschaft-Umwelt/Gesundheit/Krankenhaeuser/ Tabellen/gd-krankenhaeuser-bl.html, abgerufen am 23.4.2020; 1925 Krankenhäuser in: Vorläufige Eckzahlen der Krankenhäuser 2018 nach Trägern und Bundesländern vom 28.4.2020, https://www.destatis.de/ DE/Themen/Gesellschaft-Umwelt/Gesundheit/Krankenhaeuser/ Tabellen/vorlaeufige-eckzahlen-krankenhaeuser.html, abgerufen am 6.5.2020

13 Bundesministerium der Justiz und für Verbraucherschutz. Gesetze im Internet: Gesetz zur wirtschaftlichen Sicherung der Krankenhäuser und zur Regelung der Krankenhauspflegesätze (Krankenhausfinanzierungsgesetz – KHG), § 17 Abs. 1 KHG, https://www.gesetze-im-internet. de/khg/__17b.html, abgerufen am 6.5.2020

14 Bundesrechnungshof: Bericht an den Rechnungsprüfungsausschuss des Haushaltsausschusses des Deutschen Bundestages nach § 88 Abs. 2 BHO über die Prüfung der Krankenhausabrechnungen durch die Krankenkassen der gesetzlichen Krankenversicherung, Potsdam 6.5.2019, S. 7

15 A. a. O., S. 4

16 Ebda.

17 Medizinischer Dienst der Krankenversicherung Nordrhein: Krankenhausrechnungen: Prüfungen auf Rekordniveau, 13.2.2019, https:// www.mdk-nordrhein.de/nc/presse/artikel/krankenhausrechnungen-pruefungen-auf-rekordniveau/, abgerufen am 24.4.2020

18 B. Braun, H. Kühn, H. Reiners: Das Märchen von der Kostenexplosion. Populäre Irrtümer zur Gesundheitspolitik, Frankfurt 1998

19 Deutsches Institut für Wirtschaftsforschung DIW, Wochenbericht 7/03, https://www.diw.de/sixcms/detail.php?id=284880, abgerufen am 27.4.2020

20 Gesamtverband der Deutschen Versicherungswirtschaft e.V.: Statistisches Taschenbuch der Versicherungswirtschaft 2019, Tabelle 101

21 Michael Müller: Health at a glance 2019. Wo stehen wir? Gesundheitszustand und Performance der Gesundheitssysteme in der OECD, Paris, 6.11.2019, https://www.oecd.org/health/health-systems/Health-at-a-Glance-2019-Wo-stehen-wir.pdf, abgerufen am 15.11.2019

22 Nicola von Lutterotti: Übergriffe mit dem Katheter, in: Frankfurter Allgemeine Zeitung, 9.10.2019

23 Giovanni Maio: Werte für die Medizin. Warum die Heilberufe ihre eigene Identität verteidigen müssen, München 2018, S. 22

24 A. a. O., S. 21

25 Statistisches Bundesamt: Vorläufige Eckzahlen der Krankenhäuser 2018 nach Trägern und Bundesländern, Stand 28. 4. 2020, https://www. destatis.de/DE/Themen/Gesellschaft-Umwelt/Gesundheit/Kranken haeuser/Tabellen/vorlaeufige-eckzahlen-krankenhaeuser.html, abgerufen am 6. 5. 2020

26 Roland Berger GmbH: Krankenhausstudie 2019, München 2019, S. 4

27 Bertelsmann Stiftung: Zukunftsfähige Krankenhausversorgung. Simulation und Analyse einer Neustrukturierung der Krankenhausversorgung am Beispiel einer Versorgungsregion in Nordrhein-Westfalen, Gütersloh 2019, https://www.bertelsmann-stiftung.de/de/publikationen/ publikation/did/zukunftsfaehige-krankenhausversorgung, abgerufen am 22. 4. 2020

28 A. a. O., S. 82

29 Gesundheitsberichterstattung des Bundes: Krankenhäuser und Vorsorge- oder Rehabilitationseinrichtungen 2017, http://www.gbe-bund. de/oowa921-install/servlet/oowa/aw92/WS0100/_XWD_PROC?_ XWD_2/1/XWD_CUBE.DRILL/_XWD_30/D.922/11784, abgerufen am 6. 5. 2020

30 Bundesministerium der Finanzen, Gutachten des Wissenschaftlichen Beirats: Über- und Fehlversorgung in deutschen Krankenhäusern: Gründe und Reformoptionen, 1/2018, Berlin 2018, S. 6

31 AOK-Bundesverband und Wissenschaftliches Institut der AOK (WIdO): Pressekonferenz zum Krankenhaus-Report 2017 https://www.wido.de/ fileadmin/Dateien/Dokumente/News/Pressemitteilungen/wido_kra_ pressemappe_0217_khr_2017.pdf, S. 2, abgerufen am 6. 5. 2020

32 A. a. O., S. 1

33 Deutsche Stiftung Organtransplantation: Herztransplantation 2018. Graphiken zum Tätigkeitsbericht 2018, S. 7, https://www.dso.de/Be richteTransplantationszentren/Grafiken%20D%202018%20Herz.pdf, abgerufen am 8. 5. 2020

34 Statistisches Bundesamt: Gesundheit. Grunddaten der Krankenhäuser, Fachserie 12, Reihe 6.1.1, Stand 2017, erschienen am 14. 9. 2018, S. 22

35 «Mit künstlicher Beatmung wird richtig viel Geld gemacht», Interview in: Die Welt, 20. 4. 2020, https://www.welt.de/politik/deutschland/article 207311157/Corona-Mit-kuenstlicher-Beatmung-wird-richtig-viel- Geld-gemacht.html, abgerufen am 14. 5. 2020

36 Statistisches Bundesamt: Gesundheit. Grunddaten der Krankenhäuser,

Fachserie 12, Reihe 6.1.1, Stand 2017, erschienen am 14. 9. 2018, S. 22 u. S. 25

37 Zitiert nach Kim Björn Becker: «Die Stunde der Kleinen», in: Frankfurter Allgemeine Zeitung, 6. 4. 2020

38 Michael L. Bienert: Professionelles Zuweisermarketing, in: Ulrich Korff (Hg.): Patient Krankenhaus, Wiesbaden 2012, S. 161

39 Deutsche Gesellschaft für Thorax-, Herz- und Gefäßchirurgie: Leistungsstatistik 2019, https://www.dgthg.de/sites/default/files/GRAFI KEN-DGTHG-Leistungsstatistik_2019_free-access_0.pdf, abgerufen am 16. 5. 2020

40 Christina Berndt, Markus Grill, Katrin Langhans, Frederik Obermaier: «Lebensretter mit ungewisser Zukunft», in: Süddeutsche Zeitung, 29. 11. 2018, https://dgk.org/pressemitteilungen/2013-jahresta gung/2013-ft-aktuelle-pm/2013-ft-statements/2013-ft-statements-tag2/tavi-aortenklappenersatz-fur-alte-und-hochrisiko-patienten/, abgerufen am 16. 6. 2020

41 Statistisches Bundesamt: Pressemitteilung Nr. 380 vom 27. 9. 2019, https://www.destatis.de/DE/Presse/Pressemitteilungen/2019/09/ PD19_380_231.html, abgerufen am 18. 5. 2020

42 Deutsche Herzstiftung: Deutscher Herzbericht 2018, Frankfurt / M. 2018, S. 8 u. S. 92

43 Kassenärztliche Bundesvereinigung: Entwicklungen der medizinischen Versorgungszentren. Statistische Informationen zum Stichtag 31. 12. 2018, S. 3

44 Kassenärztliche Bundesvereinigung: Medizinische Versorgungszentren aktuell. Statistische Informationen zum Stichtag 31. 12. 2018, S. 3 f.

45 Ärztekammer Nordrhein: Beteiligung von Finanzinvestoren an der ambulanten ärztlichen Versorgung, https://www.aekno.de/aerztekam mer/kammerversammlung/2019-2024-nachrichten-und-entschlies sungen-der-kammerversammlungen-wahlperiode-2019-2024/konsti tuierende-kammerversammlung-am-7-september-2019, abgerufen am 13. 9. 2019

46 Bundesverband Medizinische Versorgungszentren, Gesundheitszentren, Integrierte Versorgung: https://www.bmvz.de/wissenswertes/ mvz-information/medizinische-versorgungszentren/, abgerufen am 13. 5. 2020

47 Kassenärztliche Bundesvereinigung (Hg.): Entwicklungen der medizi-

nischen Versorgungszentren. Statistische Informationen zum Stichtag
31.12.2018, S. 5f.

48 Annic Weyersberg, Bernd Roth, Christiane Woopen: Pädiatrie: Folgen
der Ökonomisierung, in: Deutsches Ärzteblatt 9/2018, https://www.
aerzteblatt.de/archiv/196510/Paediatrie-Folgen-der-Oekonomisie
rung, abgerufen am 16.6.2020

49 Kassenärztliche Vereinigung Nordrhein: Anlage 2 zum Vertrag über
die Durchführung und Abrechnung von Schutzimpfungen, gültig ab
30.11.2018, https://www.kvno.de/downloads/vertraege/impfen/impf
vertrag_anl2.pdf, abgerufen am 16.6.2020

50 Annic Weyersberg, Bernd Roth, Christiane Woopen: Pädiatrie: Folgen
der Ökonomisierung, in: Deutsches Ärzteblatt 9/2018, https://www.
aerzteblatt.de/archiv/196510/Paediatrie-Folgen-der-Oekonomisie
rung, abgerufen am 16.6.2020

51 Medizin Aspekte: https://medizin-aspekte.de/bei-amputation-beim-
diabetischen-fuss-haben-diabetespatienten-rechtsanspruch-auf-
zweitmeinung-118168/, abgerufen am 14.5.2020

52 Leslie Franke, Herdolor Lorenz: «Der marktgerechte Patient», 82 Minuten, 2018, www.der-marktgerechte-patient.org, Zitat ab Minute 10

53 Zitiert nach Julian Hans: «Krankenhäuser in Schwierigkeiten», in: Süddeutsche Zeitung, 18.2.2020

54 KPMG AG: Die Geschäftsführung spricht Klartext – Krankenhäuser in
Süddeutschland: Eine Bestandsaufnahme in Baden-Württemberg und
Bayern, 2019, S. 10

55 Siehe dazu allgemein M. Thum, M. Förtsch, Dr. F. Rösel: Stärkung kom-
munaler Identität. Gutachten des ifo Instituts Dresden, herausgegeben
von der Friedrich-Naumann-Stiftung für die Freiheit, Potsdam 2019

56 Stern: Mensch vor Profit, https://www.stern.de/gesundheit/aerzte-
appell-im-stern--diese-mediziner-haben-bislang-unterzeichnet-889
1712.html, abgerufen am 6.5.2020

57 Ebda.

58 «Ärzte brauchen Entlastung», Interview mit Susanne Johna, Vorsitzende des Marburger Bundes, in: Frankfurter Allgemeine Sonntagszeitung,
16.2.2020

59 Thomas Meinertz: Ärztliche Kunst. Was einen guten Arzt ausmacht,
Stuttgart 2018, S. 58

60 Markus Holtei, Heidemarie Weber: Kommunikation. So gelingt die Visite, in: Deutsches Ärzteblatt, Heft 1–2, 7.1.2019, S. A40

61 Bundesärztekammer: Ärztestatistik zum 31. Dezember 2019, Tabelle 13, S. 44

62 Bundesärztekammer: eLogbuch, https://www.bundesaerztekammer. de/aerzte/aus-weiter-fortbildung/weiterbildung/elogbuch/elogbuch-webanwendung/, abgerufen am 31. 5. 2020

63 Statistisches Bundesamt: Studierende insgesamt und Studierende Deutsche im Studienfach Medizin (Allgemein-Medizin) nach Geschlecht, https://www.destatis.de/DE/Themen/Gesellschaft-Umwelt/ Bildung-Forschung-Kultur/Hochschulen/Tabellen/lrbil05.html#fuss note-1–242500, abgerufen am 18. 11. 2019

64 Statistisches Bundesamt: Prüfungen an Hochschulen. Fachserie 11 Reihe 4.2, 2018, S. 46

65 Deutscher Ärztinnenbund: Medical Women on Top. Dokumentation des Anteils von Frauen in Führungspositionen in 15 Fächern der deutschen Universitätsmedizin, Stand Januar 2019, S. 2

66 «Ärzte brauchen Entlastung», Interview mit Susanne Johna, Vorsitzende des Marburger Bundes, in: Frankfurter Allgemeine Sonntagszeitung, 16. 2. 2020

67 Margit Geiger, Carsten J. Krones: Umfrage Silver Worker 2018 «Generation Active Retirement», in: Passion Chirurgie, 6/2019, https://www. bdc.de/umfrage-silver-worker-2018-generation-active-retirement/, abgerufen am 7. 6. 2020

68 Gesetz zur Verbesserung der Rechte von Patientinnen und Patienten, 20. 2. 2013, Bundesgesetzblatt Jahrgang 2013, Teil I, Nr. 9, http://www. bgbl.de/xaver/bgbl/start.xav?startbk=Bundesanzeiger_BGBl&jump To=bgbl113s0277.pdf, abgerufen am 12. 6. 2020

69 Heike Korzilius: Deutsches Gesundheitssystem: Hohe Kosten, durchschnittliche Ergebnisse, in: Deutsches Ärzteblatt 49/2019, https:// www.aerzteblatt.de/archiv/211193/Deutsches-Gesundheitssystem-Hohe-Kosten-durchschnittliche-Ergebnisse#comments, abgerufen am 12. 6. 2020

70 Berufsverband der Kinder- und Jugendärzte, https://www.kinderaerz te-im-netz.de/krankheiten/uebergewicht-fettsuchtadipositas/was-ist-uebergewicht/, abgerufen am 4. 6. 2020

71 Zentralinstitut für die kassenärztliche Versorgung in Deutschland: Zahlen zur ambulanten Notfallversorgung in Deutschland, Berlin o. J., Stand 2018, S. 3 f.

72 A. a. O., S. 6

73 Ebda.

74 Thomas Assmann: «Die Praxis als Drive-in», in: Frankfurter Allgemeine Sonntagszeitung, 15. 9. 2019

75 Frankfurter Allgemeine Woche: Allensbach-Umfrage Arzttermine, 29. 11. 2019, https://zeitung.faz.net/woche/seite-eins/2019-11-29/arzt termine/392903.html, abgerufen am 5. 12. 2019

76 Kaufmännische Krankenkasse (KKH): Ohne Not in die Notaufnahme? Repräsentative Befragung 2019, https://www.kkh.de/presse/presse meldungen/ohne-not-in-die-notaufnahme-, abgerufen am 5. 6. 2020

77 PricewaterhouseCoopers: Notaufnahmen in Not? Eine Studie zur Not-fallversorgung in Deutschland 2019, Düsseldorf 2019, S. 19

78 Zitiert nach Deutsches Ärzteblatt, 23. 10. 2019: «Zustände in den Notaufnahmen sind ‹erbärmlich›», https://www.aerzteblatt.de/nach richten/106908/Zustaende-in-den-Notaufnahmen-sind-erbaermlich, abgerufen am 5. 5. 2020

79 Bundesministerium für Gesundheit: Gesetz zur Reform der Notfallver-sorgung (Entwurf) https://www.bundesgesundheitsministerium.de/ notfallversorgung.html#c14510, abgerufen am 2. 6. 2020

80 Bundesministerium für Gesundheit: Ratgeber Krankenhaus. «Was Sie zum Thema Krankenhaus wissen sollten», https://www.bundesgesund-heitsministerium.de/fileadmin/Dateien/5_Publikationen/Gesund-heit/Broschueren/200305_BMG_RG_Krankenhaus_barr.pdf, abgeru-fen am 5. 6. 2020

81 Verband der Ersatzkassen (VDEK): Daten zum Gesundheitswesen, https://www.vdek.com/presse/daten/b_versicherte.html, abgerufen am 10. 6. 2020

82 Bundesärztekammer: https://www.bundesaerztekammer.de/recht/ berufsrecht/muster-berufsordnung-aerzte/muster-berufsordnung/, abgerufen am 6. 6. 2020

83 Verband der Ersatzkassen (VDEK): Daten zum Gesundheitswesen: Versicherte, Werte für 2018, Stand 23. 4. 2020, https://www.vdek.com/ presse/daten/b_versicherte.html, abgerufen am 14. 6. 2020

84 Bundesministerium für Gesundheit: Kabinett beschließt Patienten-Daten-Schutz-Gesetz, Pressemitteilung, https://www.bundesgesund heitsministerium.de/pdsg.html, abgerufen am 8. 6. 2020

85 Leopoldina. Nationale Akademie der Wissenschaften: Coronavirus-Pandemie: Medizinische Versorgung und patientennahe Forschung in einem adaptiven Gesundheitssystem. 4. Ad-hoc-Stellungnahme 27. Mai

2020, S. 2 f., https://www.leopoldina.org/uploads/tx_leopublication/ 2020_05_27_Stellungnahme_Corona_Gesundheitssystem.pdf, abgeru-fen am 28. 5. 2020; «translational»: beschreibt die interdisziplinären Aktivitäten in Forschung und Medizin, die die schnelle Umsetzung von präklinischer Forschung in klinische Entwicklung fördern sollen.